Wolf-Dieter Storl

Kräuterkunde

Das Standardwerk zur Kräuterkunde

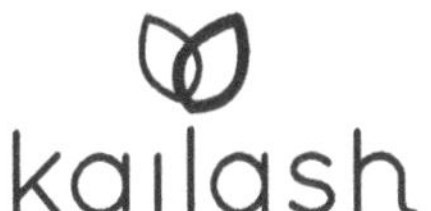

Alle Ratschläge in diesem Buch wurden vom Autor und vom Verlag sorgfältig erwogen und geprüft. Eine Garantie kann dennoch nicht übernommen werden. Eine Haftung des Autors beziehungsweise des Verlags und seiner Beauftragten für Personen-, Sach- und Vermögensschäden ist daher ausgeschlossen.

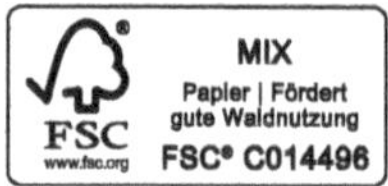

Penguin Random House Verlagsgruppe FSC® N001967

2. Auflage 2025

Neumarkter Str. 28, 81673 München
produktsicherheit@penguinrandomhouse.de
(Vorstehende Angaben sind zugleich Pflichtinformationen nach GPSR)
www.kailash-verlag.de

Illustrationen: Wikipedia
Autorenfoto: © Björn Gaus
Umschlag: Subsonic Media, Bielefeld
Umschlagmotiv: © Wikipedia, Maren Winter
Satz: Sabine Schiche, Bielefeld
Druck und Bindung: GGP Media GmbH, Pößneck
Printed in Germany
ISBN 978-3-424-63302-3

Inhalt

Gegen jede Krankheit ist ein Kräutlein gewachsen!

Frage:
„Warum soll der Mensch sterben,
wenn Salbei in seinem Garten wächst?"
Antwort:
„Gegen den Tod ist kein Kräutlein
im Garten gewachsen!"

(aus den Heilkräuterversen von Salerno, um 1300)

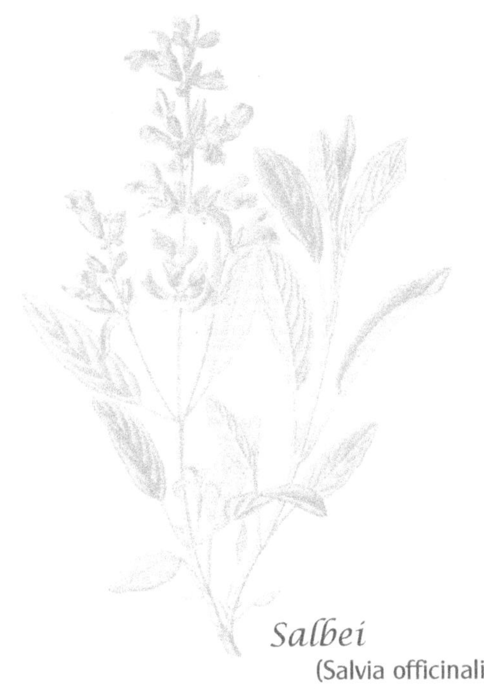

Salbei
(Salvia officinalis)

Vorwort zur Neuauflage des Buches

Im Jahr 1985 wurde ich eingeladen, Vorlesungen zum Thema Ethnomedizin *(medical anthropology)* am Sheridan College in Wyoming zu halten. Die Heilkräuter der Indianer, die in dieser Region am Rande der Big Horn Mountains zuhause sind, aber auch die traditionellen Heilpflanzen der europäischen Vorfahren meiner Studenten machten den Hauptteil des Kursinhaltes aus. Gleich bei der ersten Vorlesung brachte ich ein großes Bündel frisch gepflückter Pflanzen mit, die ich herumreichen ließ, damit die Studenten sie nicht nur anschauen, sondern auch fühlen, riechen oder kosten konnten. Pflanzen lernt man eben nicht nur kennen, indem man sie lediglich betrachtet, sondern indem man alle Sinne nutzt und aktiviert.

In der ersten Reihe, direkt vor mir, saß ein ungewöhnliches Paar. Der Mann hatte sich in einen ungemütlich aussehenden Anzug gezwängt, die Frau trug einen modischen Rock und Stöckelschuhe. Als ihnen die Kräuter gereicht wurden, nahmen sie sie nur mit spitzen Fingern entgegen und gaben sie im weiten Bogen an den nächsten Sitznachbarn weiter. Sie rümpften die Nase, als ob es sich bei den Pflanzen um etwas Ekeliges handele.

Nach der Vorlesung kam einer der Studenten auf mich zu und sagte: „Wissen Sie eigentlich, wer da vor Ihnen saß? Das waren der Vorsitzende der Ortsgruppe der *American Medical Association*, des amerikanischen Ärzteverbandes, und seine Sekretärin. Die wollten nur schauen, ob Sie Medikamente verschreiben oder medizinische Ratschläge geben. Das wäre illegal, und dann würde man Sie vor Gericht bringen."

Da mein Interesse vor allem akademischer Natur war und ich kaum heilkundliche Ratschläge gab, machte ich mir keine Sorgen. Die beiden „Spione" besuchten noch die nächste Vorlesung und kamen dann nicht wieder. Als ich über die magischen Lieder *(icaros)* sprach, mit denen die Amazonasindianer die Pflanzengeister rufen, verstanden sie nur „Bahnhof". Und als ich – im Sinne der Planetenlehre der Renaissance – erklärte, daß in der Brennnessel viel „Mars" vorhanden sei, und daß sich „Saturn" im Steppenbeifuss offenbare, da war es nicht weit zur Überzeugung der beiden, daß sie einen Spinner vor sich hatten. Einen langhaarigen, indisch gekleideten Spinner, der keine Bedrohung für die objektive medizinische Wissenschaft darstellte. Daß es – wie die ethnobotanische Forschung immer wieder bestätigen konnte – viele verschiedene Heiltraditionen gibt, die oft bemerkenswerte Heilerfolge aufweisen, überstieg den Horizont dieser beiden Funktionäre.

Die anderen Studenten waren jedoch von dem, was sie hörten begeistert. Sie fragten, ob ich nicht Literatur empfehlen könne, um diese Dinge nachzulesen? Ich musste sie enttäuschen. Vieles von dem, was ich ihnen erzählte, hatte ich von dem Naturweisen Arthur Hermes gelernt, der selber aus einer alten bäuerlichen Tradition hervorgegangen war, in der Überlieferungen nur mündlich weitergegeben wurden. Anderes hatte ich von Kräutersammlern und Bergbauern in den Alpen erfahren, von Heilkundigen in Indien, Mexiko oder sonst wo. Was ich dort lernte, habe ich mir in inzwischen zerfledderte Notizhefte gekritzelt. Weitere Quellen waren „obskure" anthroposophische Schriften, die es nur in deutscher Sprache gab, kaum zugängliche ethnographische Berichte in irgendwelchen Journalen oder auch vergriffene indische Publikationen mit geringen Auflagen. Also nichts zum Nachschlagen. Daher baten mich die Studenten, ob ich nicht wenigstens meine Vorlesungsnotizen kopieren und zugänglich machen könne? Nun ja, das konnte ich.

Aus diesen Notizen – schön aufpoliert und revidiert – ist dann ein Manuskript entstanden, für das sich die *University Press of California* interessierte. Ein Komitee von Sachverständigen sollte es noch begutachten. Das Akademikergremium, unter dem sich leider kein Ethnologe befand, hatte Schwierigkeiten mit dem Inhalt. In einem offiziellen Brief wurde mir mitgeteilt, daß sie „ihre Respektabilität und Glaubwürdigkeit aufs Spiel setzten, wenn sie die These mit trügen, daß analphabetische, primitive Schamanen eventuell zu Einsichten fähig seien, die wissenschaftlich geschulten Akademikern entgingen". An sich sei es ein Werk mit viel wertvollem Inhalt, man könne es aber nur veröffentlichen, wenn ich bereit sei, fragwürdige Passagen, wie etwa jene über schamanische Reisen, kosmische Einflüsse oder feinstoffliche Energien wegzulassen.

Ich merkte, ich hatte nicht nur an ihrem akademischen Ego gerüttelt, sondern auch unabsichtlich an dem gegenwärtig akzeptierten, gesellschaftlich positiv sanktionierten Wirklichkeitsparadigma. Aber das ist nichts Ungewöhnliches; als Völkerkundler geht man oft über die Grenzen des gesellschaftlich akzeptierten kulturellen Konstruktes hinaus und hat dann Probleme verstanden zu werden.

Auf derartige Schwierigkeiten stößt man häufig bei der Vermittlung von Kräuterkunde. Diese Kunde erschöpft sich nicht allein in der botanischen Beschreibung der Pflanzen und in der Analyse der in ihnen vorhandenen molekularen Wirkstoffkomplexe. Heilpflanzenkunde ist auch und vor allem ein kulturelles Phänomen, und jede Kultur besitzt ihr eigenes Paradigma, was Pflanzen, Gesundheit, Krankheit oder Heilung betrifft. Und der Kulturwissenschaftler kann nicht sagen, das eine Bild oder Paradigma sei falsch, das andere richtig. Ebenso wenig kann man behaupten, eine Sprache sei richtig und eine andere falsch.

Kräuterheilkunde ist uralt. Ihre Anfänge verlieren sich in den Nebeln der Altsteinzeit. Ausgrabungen und Pollenanalysen des Bodens unter bestatteten Neandertalern im irakischen Kurdistan deuten an, daß diese Steinzeitmenschen schon vor rund 60.000 Jahren mit Heilpflanzen hantierten. Mit anderen Worten: Die Bilder, die Imaginationen, Intuitionen, Methoden und Einsichten, mit denen die Pflanzenheilkunde arbeitet, sind älter als unsere neuzeitige, so genannte objektive Wissenschaftsmethode. Diese ist reduktionistisch, denn sie schließt die visionäre Schau, Empfindungen und Resonanzen, die schamanische Reise in die Tiefe der Seele und der Natur und die mystischen Bilder, mit der die Kundigen das Geschaute und Erfahrene beschreiben, kategorisch aus. Die Heilpflanzenkunde lässt sich aber nicht auf diese Weise reduzieren. Götter und Geistwesen gehören dazu: In Stammesgesellschaften fragt man immer noch, welcher Geist sich in der Pflanze offenbart. Im Mittelalter forschte man nach, welcher Heilige sich in dem Heilkraut kundtue. Oft war es das Leiden, von dem der Heilige selber befallen war, das dieser dann auch heilen konnte. In jeder Kultur sind Kräuterkundige im Besitz einer eigenen Sprache, eines eigenen Symbolsystems, das sich nicht auf unsere kulturgebundene Wissenschaftsmethode reduzieren lässt und dennoch eine effektive Heilkunde darstellt.

Ich glaube, heutzutage hätte das Sachverständigen-Komitee weniger Bedenken, was das Buch angeht. Denn inzwischen weiß man mehr über Pflanzen, über ihre Verbundenheit mit kosmischen Rhythmen und über ihre ökologische Sensibilität; man weiß mehr über ihre feinstofflichen Wirkungen und ihre subtile Interaktion mit menschlichen und tierischen Organismen. Auch das echte Schamanenturn wird nicht mehr als überwundener primitiver Aberglaube abgewertet, sondern als Möglichkeit geschätzt, tieferes Verständnis unserer Welt zu erlangen.

Während ich an dem Manuskript arbeitete, lernte ich den Cheyenne Medizinmann Bill Tallbull kennen, von dem ich lernte, mit den Pflanzen, anstatt nur über sie zu reden. In der deutschen Fassung, die ich dann schrieb und die hier im Aurum-Verlag vorliegt, kommt auch die indianische Sicht der Pflanzen und das Wissen des Medizinmanns zur Sprache.

Heilpflanzenkunde und Ethnobotanik sind ein weites, ja, man kann sagen, nahezu unendliches Feld. Dieses Buch ist kein Nachschlagewerk im Sinne von „Welche Pflanze nehme ich, wenn ich diese oder jene Krankheit habe?" Solche Ratgeber gibt es zu Genüge. Dieses Buch hat einen anderen Anspruch. Es will helfen, die Tür zum magischen Reich der Kräuterheiler, Kräuterhexen, Pflanzenflüsterer und Wurzelkundigen aufzustoßen.

Vorwort

Wie kamen die Krankheiten, wie die Heilmittel in die Welt? Die östlichen Waldlandindianer erzählen dazu folgende Geschichte. Einst gab es weder Hunger noch Krankheit. Die Menschen lebten glücklich. Die Tiergeister schenkten den Jägern Wild, und die Frauen sammelten Wildgemüse, Wurzeln, süße Beeren und Nüsse. Aber im Laufe der Zeit wurden die Menschen achtlos und undankbar. Sie jagten mehr, als sie brauchten. Sie schlachteten ganze Herden ab, und die kleinen Tiere, die Käfer und Ameisen, zertrampelten sie rücksichtslos. Auch nahmen sich die Menschen nicht mehr die Zeit, mit den Tieren zu reden oder sie gar freundlich zu grüßen.

So konnte es nicht mehr weitergehen! Alle Tiere versammelten sich in einer Höhle tief im Berg unter dem Vorsitz des alten Weißen Bären, um zu beratschlagen. Nur die Hunde blieben der Versammlung fern, sie mochten die Menschen, halfen ihnen beim Jagen und bekamen dafür Knochen und Kot zu fressen und im Winter manchmal einen warmen Platz zum Schlafen.

Die Tiere drängten darauf, die Menschen zu strafen. Da aber keiner von ihnen mit Pfeil und Bogen oder mit dem Kriegsbeil umzugehen wußte, entschieden sie sich für die Zauberei. Die Hirsche wollten den Jägern, die sich für das erlegte Wild nicht bedankten, Rheuma in die Glieder zaubern. Die Schlangen und Lurche entschieden sich, den Menschen schreckliche Alpträume zu schicken. Die Vögel wollten sie in den Wahnsinn treiben. Der Specht wollte den Frevlern pochende Kopfschmerzen schicken. Und die Käfer und Insekten, die am meisten gelitten hatten, dachten sich dermaßen schreckliche Seuchen aus, daß die Menschheit ganz von der Erde verschwinden würde. Damit waren aber die anderen Ratsmitglieder nicht einverstanden, also mußten die Insekten, deren Anführer ein Madenwurm war, diesen Entschluß zurücknehmen.

Zum Glück waren die Pflanzen den Menschen wohlgesinnt. Sie freuten sich, wenn diese ihre Blüten bewunderten, wenn ihnen die saftigen Beeren schmeckten und wenn sie für die Bäume schöne Lieder sangen. So kamen sie überein, den Menschen zu helfen, sie würden ihnen Heilmittel gegen die Krankheiten geben. Nur mußten die Menschen zu ihnen kommen und sie danach befragen. Sie mußten ihre Medizinleute, die mit den Pflanzen reden können, zu ihnen schicken, wenn sie ihrer Hilfe bedurften.

Gebt den Ärzten die Kräuterkunde zurück !

Zitronenmelisse
(Melissa officinalis)

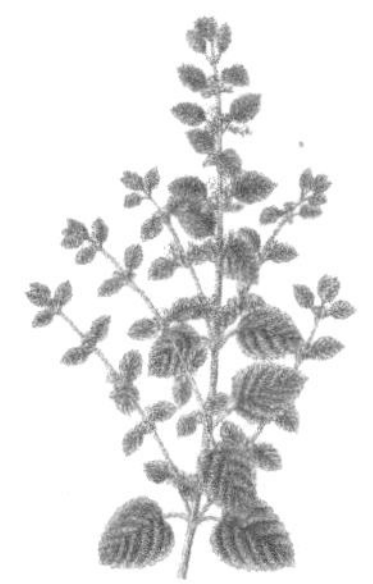

Ein mit mir befreundeter Internist und Kardiologe ließ sich ein neues Praxisschild anbringen. »Naturheilverfahren« stand darauf zu lesen.

»Nanu«, fragte ich erstaunt, »das sieht doch gar nicht nach dir aus. Was machst du denn für Naturheilverfahren?«

Er zeigte mir sein neues Bio-nukleo-elektro-energetisches Feed-back-System, einen absurden Apparat, den nur ein Rube Goldberg* hätte erfinden können. Das Wundergerät würde diverse körpereigene Energien amplifizieren, Meridiane stimulieren, ja fast die Toten wiederauferstehen lassen.

»Kommt mir eher wie Hokuspokus vor«, war alles, was ich dazu sagen konnte. »Das ist doch alles andere als wissenschaftlich vertretbar!«

»Der Ansicht bin ich eigentlich auch, aber die Patienten wollen so etwas, sie würden mir sonst weglaufen. Und wenn sie positiv auf solche Placebos reagieren, ist es doch in Ordnung!«

Ich fragte meinen Freund, warum er nicht mit Heilkräutern arbeite. Schließlich sind sie die ältesten und universalsten Heilmittel der Menschheit, und trotz des massiven Drucks der transnationalen Pharmakonzerne greifen noch immer gut zwei Drittel der Menschheit auf Heilpflanzen zurück, um den Krankheiten vorzubeugen, sie zu lindern oder ganz auszuheilen.

»Ich glaube einfach nicht an die Wirksamkeit pflanzlicher Mittel«, wies er mich entschieden zurück, »die vermeintliche Heilwirkung der meisten Kräuter beruht auf Einbildung, auf Suggestion. Objektiv gesehen ist da meistens keine oder kaum eine Wirkung vorhanden.«

»Wie kannst du das behaupten? Noch immer stammen fast 60 Prozent der Arzneien von Pflanzen oder sind synthetische Varianten von Molekülkomplexen, die ursprünglich in Pflanzen gefunden wurden.«

* bekannter amerikanischer Künstler, Konstrukteur absurder Maschinen.

»Nun gut«, gab er zu, »aber dabei handelt es sich nicht um Wurzelkram, das irgendein Kräuterweiblein im Mondschein sammelt, sondern um standardisierte, gesäuberte Auszüge bestimmter Substanzen, deren Wirksamkeit in klinischen Experimenten eindeutig nachgewiesen wurde. Da solche Auszüge oder molekulare Nachbildungen genaustens dosiert werden können, ist ein Optimum an Sicherheit für den Patienten gewährleistet.«

Nun, was mein Freund da sagte, ist eine jedem Schulkind und jedem Zeitungsleser geläufige Litanei. Kräuterkunde ist altmodischer Aberglaube, ein Fall für Folkloristen, aber keine moderne Medizin. Bestenfalls sind die Kräuter Behälter für chemische Wirkstoffe, bei denen es sich um Abfallstoffe des sekundären Stoffwechsels handelt. Da Pflanzen keine Nieren und Harnleiter oder sonstige Ausscheidungsorgane haben – so die gegenwärtige Theorie –, schließen sie diese toxischen Nebenprodukte in Sonderzellen und Vakuolen ein. Zufällig können die Pflanzen ihre Feinde, die Insekten und Pflanzenfresser, damit vergiften oder sich wenigstens vom Leibe halten und gegebenenfalls Bienen und Schmetterlinge zu Bestäubungszwecken anlocken. Dadurch erhöhen diese chemisch aktiven Stoffe die Überlebenschancen der Pflanze und werden in der natürlichen Auslese positiv selektiert. Im Reagenzglas aber lassen sich reinere, verbesserte Spielarten dieser biologisch wirksamen Stoffe herstellen und als Pillen oder Spritzen problemloser administrieren als Kräuterpräparate.

All das habe auch ich in der Schule gelernt. Und dennoch ist der Einwand meines Freundes fadenscheinig. Bei näherem Betrachten entpuppt er sich nämlich als ein vorwiegend ideologisches Argument. Es entspringt jener materialistisch-reduktionistischen Betrachtungsweise, der sich die westliche Zivilisation vollends verschrieben hat, und es spiegelt die kommerziellen Interessen einer Pharmaindustrie wider, die jährlich mehrere hundert Milliarden Dollar umsetzt.

Es gibt auch andere Betrachtungsweisen. Etwa die von James Lovelock formulierte *Gaia-Hypothese*. Diese besagt, daß sich die Erde wie ein lebendiger, sich selbst regulierender, intelligenter Organismus verhält. Erdboden, Atmosphäre, Meere, Pflanzen- und Tierarten und der Mensch bilden sozusagen die Organe dieses Lebewesens, dieser Erd- und Lebensgöttin Gaia. Die Pflanzen nehmen Energie von der Sonne auf und geben sie an die anderen Organe weiter, die Atmosphäre dient als Thermostat, die Tiere verkörpern das Seelenleben Gaias und die Menschen das reflektierende Bewußtsein. Wie in jedem Lebewesen befinden sich die einzelnen Organe und Systeme in einem harmonischen Miteinander. Gesundheit besteht in dem fließenden Gleichgewicht aller Teile. Und genau wie unser Organismus mit Hormonausschüttungen und Stoffwechselveränderungen auf Disharmonien reagiert, reagiert auch Gaia. Wenn Menschen oder Tiere erkranken, wenn ihre Hirnströme disharmonische Signale senden und ihr Verhalten destruktiv wird, stellt ihnen Gaia die Heilpflanzen zur Verfügung. Konventionelle Wissenschaftler tun sich schwer zu erklären, welchen Nutzen Alkaloide und andere komplexe Pflanzenprodukte für die jeweilige Pflanze haben. Oft haben sie anscheinend gar keinen. Wenn wir aber akzeptieren können, daß die Pflanze solche Stoffe ebensowenig für sich selbst produziert wie die Bauchspeicheldrüse das Insulin, kommen wir einem Verständnis näher. Diese pflanzlichen Stoffwechselprodukte üben eine starke und deutliche Wirkung auf die Physiologie von Mensch und Tier aus. Diese Stoffe finden Eingang in den ökologischen Kreislauf, und sie erreichen auch uns, indem sie zu Heilmitteln für unseren Körper und unsere Psyche werden. So wahrt Gaia die universelle Harmonie. (*Hoffmann 1985:19*) Daß in den letzten Jahren viele Menschen mit psychoaktiven Pflanzenstoffen ihr Bewußtsein verändern (auch das gehört zum viel beschworenen Paradigmenwechsel), könnte als der Versuch Gaias verstanden werden, ein neues Gleichgewicht herzustellen. Der Versuch, die

»Harmonie unter dem Himmel« zu erhalten, ist übrigens auch die Grundlage der chinesischen Heilkunde. Nicht etwa aus Mitleid wird der Kranke behandelt, sondern weil sein Kranksein ein Störfaktor ist.

Auch die traditionellen Völker, die Indianer, die Tibeter und andere, mit denen ich als Ethnologe zu tun hatte, sehen die Dinge anders. Für sie sind Pflanzen keine seelenlosen, protoplasmischen Gebilde, die zufällig Alkaloide, Glykoside, Polyphenole und andere Stoffe als Abfallprodukte des Stoffwechsels anhäufen, sondern Lebewesen, die auch trans-sinnliche Aspekte aufweisen. Es ist ein »grünes Volk«, das sich wahrnehmend und intelligent verhält und dessen Angehörige der berufene Schamane als Freunde ansprechen und beim Heilen als Verbündete anrufen kann. Pflanzen verdanken ihre Kraft den durch sie oder in ihnen wirkenden Göttern, Devas oder Engeln. Mit diesen Wesen kann der Mensch in der Tiefenmeditation, im Traum, in der Ekstase oder im Rahmen eines überlieferten Rituals kommunizieren – Aspekte, denen wir in späteren Kapiteln dieses Buches nachgehen wollen. Komplementär zu dieser Anschauung sind ätiologische Modelle, die Krankheit nicht nur als eine Betriebspanne, als Fehlfunktion eines bio-kybernetischen Mechanismus auffassen, sondern als ein geistig/seelisches Geschehen, als Einfluß dämonischer Entitäten, als Seelenverlust, Disharmonie, karmischer Ausgleich und dergleichen. Mein Freund der Internist würde solche ethnologisch vielfach bezeugten Gesichtspunkte als »Spinnerei« oder längst überwundenen Aberglauben abtun. Einer um Sachlichkeit bemühten, ganzheitlich orientierten Heilkunde jedoch könnten diese Modelle wertvolle Denkanstöße geben.

Die großen Pharmakonzerne sind inzwischen schon viel weiter als der durchschnittliche Mediziner. In Anbetracht der schwindenden Effektivität antibiotischer Wunderwaffen, der Risiken und Nebenwirkungen vieler Synthetika und der immens hohen Kosten für die Entwicklung neuer synthetischer Arzneimittel (nur etwa jede zehntausendste untersuchte chemische Verbindung hat eine Chance, am Ende zu einem Medikament entwickelt zu werden (*Pelt 1983:168*), interessieren sich die Konzerne zunehmend wieder für die Heilpflanzen. Sie stellen den Universitätsinstituten beträchtliche Summen zur Ausbildung von ethnobotanischen Feldforschern zur Verfügung. Diese sollen dann in den grünen Ebola-Höllen Afrikas, Südostasiens oder des Amazonasgebiets den *Curanderos, Brujos*, Kräuterweibern und Schamanen nachspionieren.

»Wer weiß, vielleicht wächst das Heilmittel für Krebs, Alzheimers, MS oder Aids noch irgendwo unerkannt im Dschungel.« »Wir müssen die in Jahrtausenden gewachsenen Pflanzenheiltraditionen sichten und durchforsten, ehe die letzten tropischen Wälder und die traditionellen Schamanen, die sich darin auskennen, endgültig verschwunden sind.« So lauten die Parolen. Mit einer Fünf-vor-Zwölf Dringlichkeit werden Ethnobotaniker an renommierten Hochschulen wie Harvard ausgebildet. Der jugendliche Idealismus, die Abenteuerlust der Studenten wird angesprochen: Ethnobotanik ist in. Indiana Jones, mit allen Schutzimpfungen versehen, macht Inventur im Lagerhaus Regenwald. Namenlose Kräuter, Rinden und Wurzeln werden getrocknet, eingefroren oder in Alkohol gelegt, und zur chemischen Analyse an die Labors geschickt. Dank der Entwicklung schneller, vollautomatisierter Testverfahren können inzwischen 150.000 Proben pro Jahr durchs Labor geschleust werden. (*Blech 1996:28*) Die Investition soll sich lohnen. Patentierbare, marktfähige neue Medikamente sind das Ziel. Auch der Aufschwung der Gentechnik hat die Suche nach biologischen Schätzen weltweit auf Hochtouren gebracht.

Der große Vorreiter und Nestor der Ethnobotanik ist Richard Evans Schultes. Über die Jahrzehnte hinweg hat er über 25.000 von den Indianern heilkundlich eingesetzte Pflanzenarten gesammelt und den Labors zukommen lassen. Aber nur höchstens drei Prozent des von Ethnobotanikern sichergestellten Materials enthält, wenn im Labor getestet, nachweisbare Wirkstoffe. Wenn dieser kleine Rest noch weiter durchgesiebt wird, bleibt enttäuschend wenig übrig, was sich eventuell zum serienreifen Medikament eignet.

Wie kann das sein, wo doch die Curanderos und Enyerberos mit derselben Materia Medica befriedigende Resultate erzielen? Eine Antwort ist, daß im grobmaschigen methodologischen Netz der Laborwissenschaft Wesentliches ignoriert wird. Man konzentriert sich bei der Suche auf den essentiellen chemischen Wirkstoff und grenzt alles andere als irrelevant aus: den sozial-kulturell-rituellen Kontext, in dem die Heilpflanze Anwendung findet; die genaue Zeit des Sammelns, Aufbereitens und Anwendens (Tages- und Jahreszeit, Mondphase); die Art der Zubereitung (die ist so wichtig wie beim Kuchenbacken!), die Art der Verabreichung (sinngebendes Ritual, Heilspruch) und schließlich das Verständnis der Pflanze als ein mehrdimensionales Wesen, eines, das sich nicht allein im materialistischen Paradigma erfassen läßt.

»Die Idee, Pflanzen verdankten ihre Wirkung einer einzigen Verbindung, ist schlicht falsch«, sagt der frühere Harvard-Mediziner Andrew Weil. (*Weil 1988:123*) Und Jean-Marie Pelt, Professor für Botanik an der Universität Metz, schreibt: »Die höchste Komplexität einer lebenden Substanz kann man nie ganz erforschen, geschweige denn synthetisieren.« (*Pelt 1983:70*)

Reinkräuter statt Synthetika

Natursubstanzen sind komplizierter als die meisten Laborprodukte. Das Alkaloid Coffein ist eben nicht gleich Kaffee. Allein bei der Analyse des Kaffeearomas wurden mehrere hundert Komponenten gefunden. Das Reinalkaloid Kokain ist nicht identisch mit dem Kokablatt, das die Andenbewohner ohne negative Nebenwirkung tagtäglich kauen, um die Leistungsfähigkeit zu steigern und das Hungergefühl zu dämpfen.

Die reinen, raffinierten Auszüge der Pflanzen erweisen sich als viel toxischer als ihre botanischen Ursprünge. Die Gefahr unerwünschter, unvorhersehbarer Nebenwirkungen ist größer bei den Auszügen, und sie begünstigen den Mißbrauch. Davon zeugen die rund 800.000 Medikamentensüchtigen allein in den USA. Reine Kräuterpräparate gehen langsamer ins Blut, denn sie sind *biologisch gepuffert*. Sie verbinden sich mit der körpereigenen Abwehr. Oft sind die natürlichen Molekülkomplexe den körpereigenen Hormonen und Enzymen dermaßen ähnlich, daß sie einige Funktionen übernehmen oder an deren Stelle treten können (etwa die Opium-Alkaloide an die Stelle der körpereigenen Endorphine). Synökologisch und entwicklungsgeschichtlich sind die Kräuter, aufgrund einer langen Ko-Evolution, unserem Organismus viel besser angepaßt als ihre Auszüge oder synthetischen Nachahmungen. Zwei Beispiele:

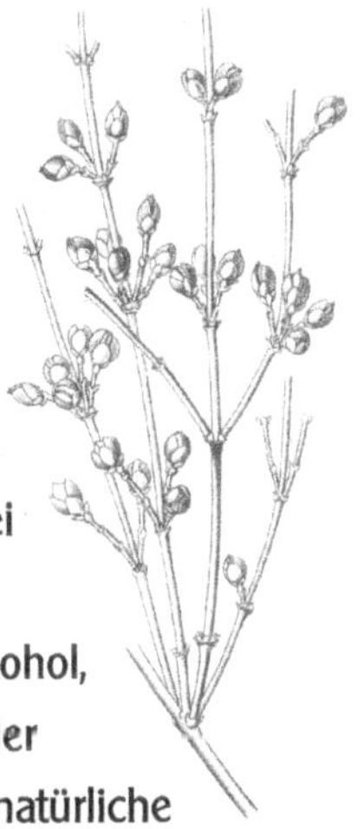

1. Das Meerträubelgewächs (*Ephedra spp.*) ist als *Ma Huang* nachweislich schon seit 5.000 Jahren in der chinesischen Heilkunde bekannt. Es wird als Tee im Anfangsstadium von Viruserkältungen, bei Asthma und als schweißtreibender Dekokt bei Rheuma angewendet. Mexikanische Indianer rauchen Ephedra mit Tabak bei Migräne. In den USA ist es als *Mormon tea* bekannt. Viele Mormonen, deren Religion sonst jede »Droge« (Alkohol, Kaffee, Tabak, Schwarztee) verbietet, trinken täglich ein oder mehrere Täßchen des anregenden Aufgusses (er enthält natürliche Amphetamine), ohne sich über irgendwelche Nebenwirkungen zu beklagen. In der Naturheilkunde wird der Tee wegen seiner bronchialentspannenden Wirkung bei Asthma und Lungenemphysem verordnet. Da er entzündete Schleimhäute zum Abschwellen bringt, findet er Verwendung bei Allergien und Heuschnupfen.

1887 wurde das Reinalkaloid *Ephedrin* isoliert und als wirksames Asthmamittel bejubelt. Bald jedoch wurde als Nebenwirkung eine drastische Erhöhung des Blutdrucks bei den Patienten festgestellt. Nicht nur Ephedrin verlor daraufhin an Beliebtheit, auch das Meerträubel an sich wurde als Heilpflanze in Frage gestellt und galt plötzlich als gefährlich. Dabei enthält die Pflanze noch sechs andere Alkaloide und weitere Begleitstoffe, darunter Pseudoephedrin, das die Herztätigkeit sogar verlangsamt und den Blutdruck senkt.

2. Das Schlangenholz (Rauwolfia serpentina) findet im indischen Ayurveda und in der Volksmedizin seit mindestens 4.000 Jahren Anwendung bei Schlangenbissen, Nesselsucht, Insektenstichen, Fieber, Durchfall, hohem Blutdruck, Epilepsie, Schlaflosigkeit und vor allem bei Geisteskrankheit, die sich in Angst und Aggressionszuständen äußert. Mahatma Ghandi trank jeden Abend sein Täßchen Rauwolfia-Tee, da es den Geist beruhigt und die Ojas (Lebensenergie) verbessert.

1952 isolierte der Chemiker Emil Schietter den Hauptwirkstoff, das Alkaloid Reserpin. Ein neues Wundermittel zur Blutdrucksenkung kam auf den Markt. Aber bald häuften sich die alarmierenden Berichte der Ärzte. Die Behandlung mit Reserpin führte bei vielen Patienten zu manisch-depressiven Zuständen, die vereinzelt bis hin zum Selbstmord führten. Bei der ganz belassenen Pflanzendroge, in der nicht nur Reserpin, sondern 160 verschiedene Alkaloide festgestellt wurden, kommt es nicht zu solchen Nebenwirkungen. Indische Mütter geben sogar den Kleinkindern vom Chotachand- (»Kleiner Mond«-) Tee zu trinken, ohne daß sich Probleme ergeben.

In den siebziger Jahren jedoch wurde nicht nur das Reinalkaloid Reserpin unter Rezeptpflicht gestellt, sondern auch die pflanzliche Droge. Heute ist die wertvolle Heilpflanze, deren Export vielen armen indischen Bauern einst ein Einkommen bescherte, nicht mehr erhältlich, da für aber verschiedene dubiose Synthetika aus dem Labor.

Es ist das vereinfachende, reduktionistische Denken, welches die Wirkung einer Heilpflanze auf einen wesentlichen Wirkstoff zurückführen will. Bei diesen Wirkstoffen, meist Alkaloide, handelt es sich vor allem um quasi tote, aus dem Lebensstrom herausgefallene und in Sonderzellen abgelagerte, eher toxisch wirkende Molekülkomplexe. Diese Stoffe sind relativ leicht zu extrahieren und zu raffinieren, sie lassen sich über lange Zeiträume lagern und leicht synthetisch nachbauen. Die Reinsubstanzen sind einfach – oral oder hypodermisch – zu verabreichen und sind deswegen marktgerechter als die eigentlichen Kräuter.

Eine differenzierte Kräuterbetrachtung

Das *Pen Ts' au* des *Shen Nung*, das älteste Kräuterbuch der Chinesen (ca. 2800 v. Chr.), unterscheidet drei Arten von Heilpflanzen:

»Himmlische« Arzneimittel, wie Ginseng, Jujube und Süßholz, sind nicht giftig und wirken stärkend auf den menschlichen Organismus. »Sie dürfen so lange eingenommen werden, wie man es für gut findet, sie können nicht schaden.« (*Schneebeli-Graf 1992:19*)

»Menschliche« Kräuter, etwa Ingwer, Pfingstrose und Tüpfelfarn, wirken auf die Körperfunktionen ein, wobei einige giftig, andere harmlos sind. »Sie werden eingenommen, wenn man sich von einer Krankheit befreien will, um wieder neue Kräfte zu gewinnen«.

»Irdische« Arzneimittel wirken heftig auf die Körperfunktion ein. Es sind giftige Kräuter, wie Rhabarberwurzel, Eisenhut (Aconitum) oder Pfirsichkerne, die »gegen die Hitze und Kälte des Körpers wirken«. Sie werden nur in akuten Notfällen verwendet.

In der indischen »Wissenschaft vom Leben« (Ayurveda) werden Pflanzen nach den Grundeigenschaften (*Gunas*), **Sattwa, Rajas** und **Tamas**, eingeteilt:

Eine Heilpflanze mit **sattwischen Eigenschaften**, wie etwa die Zitronenmelisse oder das Wassernabelkraut (*Hydrocotyl*), wirkt harmonisierend, bewußtseins- und meditations fördernd und bringt Licht in die Seele. In einer solchen Pflanze offenbart sich die lichte, reine Weiße Göttin, *Saraswati*, die Shakti des Schöpfergottes Brahma. Sattwische Pflanzen sind die Brahmanen unter den Kräutern.

Pflanzen mit **rajasischen Eigenschaften** aktivieren und energetisieren den Organismus, sie wühlen die Gefühle auf, reizen zur Aktivität und schüren die Leidenschaften. Zu ihnen zählen geil machende Aphrodisiaka, geistig anregende Drogen, wie Kaffee oder Coca, und scharfe Gewürze, wie der Pfeffer, welche die Verdauung anregen. In den rajasischen Pflanzen offenbart sich die Göttin in ihrer Erscheinung als die kriegerische Durga, die Dämonenjägerin. Rajasische Gewächse sind die Krieger (*Kshatriya*) des Pflanzenvolks.

Tamasische Heilkräuter wirken abbauend, sedierend, bewußtseinsdämpfend, einschläfernd. Zu ihnen zählen unter gewissen Umständen sehr nützliche Pflanzen, wie Hopfen, Baldrian, Teufelsdreck (*Asafoetida*) oder Schlafmohn. In ihnen kommt Kali, die Göttin in ihrer dunklen, zerstörerischen Gestalt, zum Ausdruck.

Weiterhin unterteilt die ayurvedische Heilkunde die Kräuter nach ihrem Bezug zu den Humoren (*Dosas*): Es herrscht *Pitta* (Feuer) vor, wenn sie erhitzend wirken oder ätzende Säfte enthalten. Pflanzen mit *Kapha* (Schleim) sind saftig, schleimig, schwer, sukkulent und kühl. Gewächse mit viel *Vata* (Luft) sind oft dürr, saftlos und in ihrer Wirkung adstringierend und trocknend. Diese Kategorien werden noch weiter unterteilt in Geschmackswirkung, energetisches Schwingungsniveau (*Prana*) und nach den Körpergeweben (*Dhatus*), auf die sie einwirken. Das Ganze ergibt also eine höchst differenzierte Taxonomie der Heilpflanzen.

Auch alteuropäische Völker differenzierten die Heilmittel. Die Germanen zum Beispiel ordneten die Kräuter nach den Eigenschaften ihrer totemischen Seelentiere:

Kräuter der Freya: Allgemein bekannte und beliebte Hausmittel, wie Kamille, Wegerich oder Holunder, deren Anwendung von Mutter zu Tochter weitertradiert wurde. Die Kräuter wurden in Bündeln zusammengefaßt und im Augustmond geweiht. Die Hausherrin, der es oblag, für die Gesundheit in Haus und Stall zu sorgen, kochte Kräutersalben und -milch, buk Kräuterwecken und braute Heilkräuterbiere. Auch die Pflanzen der Liebe, die Aphrodisiaka, standen unter der Obhut der Freya, deren Tier die Raubkatze (Luchs) ist.

Bärenpflanzen: Wenn die Hausmittel nicht ausreichten, wurde der heilkundige *Lachner* bestellt. Seine Heilpflanzen und Zaubersprüche hatten Bärenkräfte. Solche stark wirkenden Wurzeln waren dem Donar Thor, dem »Asenbär«, dem kosmischen Bären, geweiht, der, mit Blitzkeil bewaffnet, den giftigen, krankheitsbringenden Würmern den Garaus machte. Mit den Wurzeln dieser Kraftpflanzen und dem richtigen Spruch wurden die elbischen Schlangen ausgetrieben, die sich in Mark und Bein einnisten und die Lebenskraft wegsaugen.

Wolfspflanzen waren jene äußerst giftigen Gewächse wie Tollkirsche, Seidelbast oder Eisenhut, mit denen man Wölfe und Füchse vergiftete oder beim Gericht die Giftprobe durchführte. Sie waren dem Tyr, dem furchtlosen Bezwinger des Fenriswolfs und Hüter der Gesetze, geweiht. Aber auch Zauberer machten manchmal Gebrauch von Wolfskräutern, da sie, wenn richtig dosiert, die Seele vom Leib zu trennen vermögen und das »Fliegen« ermöglichen. In diesem Fall gehörten sie dem Odin,dem Schamanistischen Zaubergott.

Kräuter der Holle, wurden durch den Storch oder die Wildgans dargestellt. Im ersten Fall handelt es sich um Geburtskräuter, denn diese Göttin ist es, die die tief unter der Erde weilenden Seelen ins Licht des Diesseits entläßt. Im zweiten Fall sind es Flugsalbenkräuter, mit deren Hilfe die als *Sejdkoner* bekannten Schamaninnen die jenseitigen Elfen- und Totengefilde erkundeten.

Hundspflanzen waren letztlich wertlose, stinkende Kräuter, wie etwa die Hundskamille, der wertlose Hundskerbel oder die giftige Hundsschlehe (Ligustrum).

Derartige Differenzierungen sind wichtig, denn Heilkraut ist nicht gleich Heilkraut. Der große Phytotherapeut Prof. Rudolf Fritz Weiß führt in seinem Lehrbuch der Phytotherapie (1991), eine ähnliche, zeitgemäße Differenzierung der botanischen Heilmittel wieder ein. Er gliederte die Phytotherapeutika in drei Kategorien:

mite (milde, schwach wirksame Mittel)
media (mittelwirksame Mittel)
forte (stark wirksame Mittel)

Die moderne medizinische Forschung konzentriert sich vor allem auf die *forte*-Mittel, also jene Drogen mit Substanzen, die sich leicht extrahieren, synthetisieren und standardisieren lassen. Die *mite*-Mittel, als »relativ wirkungslose« Substanzen, kommen heute kaum in Betracht.

Die meisten Heilpflanzen, die die traditionelle Erfahrungsmedizin anwendet, sind jedoch gerade diese *mite*-Phytotherapeutika. Bei akuten Zuständen kommen noch die *media*-Mittel hinzu. Diese sanft wirkenden

Drogen entbehren meist den einen einfach zu isolierenden Reinstoff. Dennoch, und das bestätigt die Erfahrung vieler Generationen, sind sie nicht ohne Wirkung! Ihre stoffliche Analyse ist oft äußerst kompliziert. Meistens handelt es sich um einen ganzen Strauß verschiedenster Wirk- und Begleitstoffe, die den Körper *sanft* zu verschiedenen Reaktionen anregen, die innere Ökologie positiv beeinflussen und diverse biologische Synergysmen in Gang setzen.

Zu solchen vielfach genutzten, einfachen Heilpflanzen (Simplicia), die sich wirkstoffanalytisch nicht festlegen lassen, gehören u. a. Erdrauch *(Fumaria)*, ein gutes Mittel bei krampfartigen Beschwerden im Bereich der Gallenblase, der herzstärkende Weißdorn *(Crataegus)*, die krampflösende, beruhigende Passionsblume *(Passiflora)* und die reizmildernden, schweißtreibenden Lindenblüten *(Tilia)*. Auch die Wirkung von populären Heilmitteln wie Baldrian, Roßkastanie, Artischocke, Mistel, Esche, schwarze Johannisbeere, Arnika, Ringelblume und Myrthendorn ist der Laboranalyse noch nicht gänzlich zugänglich. (*Pelt 1983:65*)

Ebenso wie Akupunktur und Moxibustion wurde auch die Wirksamkeit der Ginsengwurzel *(Panax)* von der westlichen Medizin lange in Frage gestellt. Wie kann es auch möglich sein, daß diese sagenumwobene, anthropomorphe Wurzel alle Körperfunktionen anregt, das Blut »reinigt«, die Nerven stärkt und zugleich bei Herzbeschwerden, Kurzatmigkeit, Magen- und Darmbeschwerden, ja sogar bei Krebs hilft? Zudem soll Ginseng noch das Gemüt erheitern, schlechte Ausdünstungen verhindern und zwischenmenschliches Verständnis fördern. Gehört das nicht eher ins Reich fliegender Glücksdrachen und taoistischer Unsterblichkeitselixiere! Wirkstoffanalysen bestätigten zwar ein gutes Dutzend verschiedener schäumender Substanzen (Ginsenoide), die aber keinesfalls für die angeblichen Wunderwirkungen herhalten können. Damit wäre das Problem Ginseng abgehakt, wäre da nicht die seit Jahrtausenden belegte empirische Erfahrung der chinesischen Mediziner!

Mite-Phytotherapeutika sind also keineswegs ohne Wirkung. Sie wirken langfristig und eignen sich bei den ersten Anzeichen einer Erkrankung zur Prophylaxe (Vorbeugung) und Prävention (Vorsorge). Sie eignen sich auch zur langfristigen Behandlung bei chronischen Leiden, zur kurmäßigen Behandlung und zur Rehabilitation.

Begriffskategorien wie mite-, media- und forte-Phytotherapeutika stellen eine recht brauchbare Gliederung eines fließendes Kontinuums dar. Sie sind keineswegs als absolute, rigide Kategorien zu verstehen.

	mite	**media**	**forte**
Anwendung	zur Vorbeugung, bei chronischen Leiden kurmäßig, langfristig; zur Rehabiliation	bei akuten Zuständen	um einen schnellen, starken Effekt zu erzielen
Toxität	gefahrlos, keine Nebenwirkungen	leicht toxisch	stark toxisch, Gefahr von Nebenwirkungen
Wirkstoffe	komplexe Natur-Stoffmischungen		Reinstoffe
Geschwindigkeit der Wirkung	lange Latenzzeit, summierender Effekt (effektive Heilung) regulativ auf pathologische Vorgänge		schnelle Wirkung

Das Kontinuum könnte auch so dargestellt werden (*nach Storl 1993:225*):

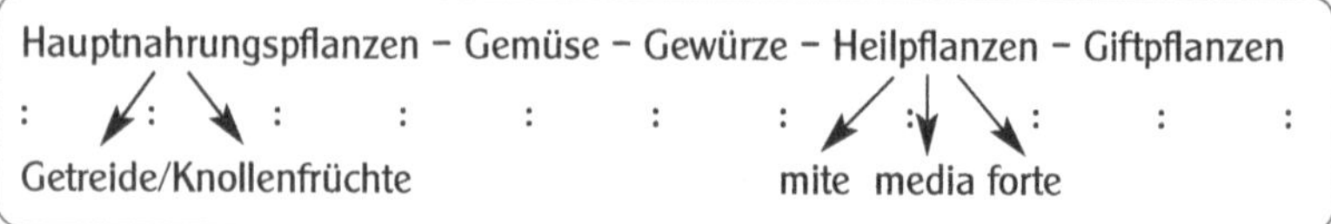

Wir sehen nebenstehend, daß die sogenannten *forte*-Phytotherapeutika nahtlos einerseits in die *media*-Mittel und andererseits in die Giftpflanzen übergehen. Das griechische Wort *Pharmakon* bedeutet ja auch Heilmittel genauso wie Gift und Zaubermittel.

Am anderen Ende des Kontinuums gehen die *mite*-Phytotherapeutika nahtlos in die Gewürzpflanzen, ja sogar in die Nahrungspflanzen über. Oft ist es nicht möglich, eindeutig zwischen einem Gewürz und einer Heilpflanze zu unterscheiden, etwa beim Fenchel, beim Kümmel oder beim Knoblauch. Hippokrates konnte ohne Widerspruch den Lehrsatz aufstellen: »Laßt eure Heilmittel Nahrungsmittel sein und eure Nahrungsmittel Heilmittel!« Und der in der gesamten islamischen Welt und auch in Europa als medizinische Autorität anerkannte persische Arzt Rhazes (*Al Rhazi 866-925*) rät seinen Kollegen: »Wenn ihr durch Diät heilen könnt, verschreibt keine anderen Mittel.« Der große Kräuterheiler Maurice Mességué, zu dem Kanzler, Könige und Kardinäle pilgerten, wenn ihnen ihre Leibärzte nicht weiterhelfen konnten, schrieb sogar ein ganzes Buch über den Gebrauch der Gewürzkräuter und Gemüse als effektive Heilmittel. (*Mességué 1972*)

Das Problem der Standardisierung

»Zugegeben, die Heilpflanzen wirken, aber ist es nicht so, daß der Wirkstoffinhalt beträchtlich schwankt, je nach Standort, Klima, Jahreszeit und Unterrasse der jeweiligen Art? Wäre es da nicht einfacher und besser, synthetische Mittel zu nehmen, denn diese sind standardisiert und lassen sich genaustens dosieren?« So lautet ein beliebter Einwand gegen die galenischen Mittel.

Nun, die standardisierte Dosis würde Sinn machen, wenn auch der Mensch ein Standardmodell, so etwas wie ein serienmäßig produzierter Roboter wäre. Dann könnten Experten die genaue Quantität des benötigten Treib und Schmierstoffs berechnen. Dem ist aber nicht so. In der traditionellen Heilkunde wird die Zusammenstellung und Dosierung der Heilmittel immer dem kranken Individuum angepaßt. Vielerorts, etwa in Südasien und in den islamischen Ländern, wird das individuelle Horoskop des Patienten bei der Erstellung der Rezeptur mit berücksichtigt. Die Indianer suchen die erforderlichen Heilpflanzen für jeden Patienten neu.

Die indische Ayurveda berücksichtigt bei der Dosierung und Zusammenstellung der Heilmittel das Naturell (die *Dhosas* = »Humore«) des Patienten. Ein *Pitta*-Typ verlangt andere Mengen und Intensitäten als der *Vata*-Typ oder der *Kapha*-Typ. Auch Dr. Edward Bach, der Entdecker der Blütenessenzen, schreibt, daß bei der Behandlung und Wahl der Heilmittel das psychisch-physiologische Profil des einzelen im Mittelpunkt stehen muß.

Aber nicht nur die individuelle Sensibilität, auch das Alter des Patienten spielt bei der Dosierung eine Rolle. Die Midewiwin-Ärzte der Ojibwa dosieren die Magenwurz (*Acorus calamus*) nach der Länge des kleinen Fingers des Patienten. Auch das »morphische Feld« (*Sheldrake*), die eingefleischten kulturellen und biologischen Gewohnheiten einer Gesellschaft, müssen bei der Medikation mit in Betracht gezogen werden. Indianer und Araber vertragen tatsächlich viel weniger Alkohol als Europäer. Mangels des Enzyms Beta-Galactosidase vertragen Ostasiaten keine Milch. Für südamerikanische Indianer hat der Tabak psychedelische Wirkung, wohin gegen er sonstwo, in gleichen Dosierungen genossen, nur Übelkeit hervorruft. Und mykophobische Völker wie die Engländer reagieren auf den Verzehr von Fliegenpilzen mit heftiger Übelkeit, während die pilzliebenden Osteuropäer und Sibirier nach dem Genuß der gleichen Mengen keinerlei Beschwerden haben. Im Allgäu, wo das Sanikel (*Sanicula europaea*) seit vielen Generationen als Allheilmittel gesammelt wird, wird der Phytotherapeut damit mehr Erfolg erzielen als etwa in einem Kulturkreis, wo dieses Bergkraut unbekannt ist.

Zudem müssen wir uns von der mechanistischen Auffassung der Heilmittelwirkung befreien. Der beseelte menschliche Organismus befindet sich im labilen Gleichgewicht, in kybernetischer Homöostasis. Er verhält sich nicht passiv, sondern reagiert aktiv. Er eignet sich die Wirkstoffe an, die er gerade braucht, um eine Homöostasis herzustellen. Diese Tatsache erklärt erstens die *adaptogene* (oder amphotere) Wirkung vieler Heilpflanzen und zweitens das breite Spektrum ihrer Anwendungsmöglichkeiten.

Digitalis

»Das mag für die mite-Phytotherapeutika zutreffen; da ist eine genaue Dosierung bis in den Nanobereich wahrscheinlich nicht so wichtig. Bei den wirklich toxischen Mitteln, etwa bei den Digitalisglykosiden, ist genauste Dosierung jedoch absolut notwendig, und diese ist nur durch das standardisierte Medikament gewährleistet.« Selbst dieser gewichtige Einwand ist nur bedingt richtig. Digitoxin, das heutzutage synthetisch hergestellte herzwirksame Glykosid, wurde ursprünglich in der Fingerhutpflanze (*Digitalis purpurea*) gefunden. Es wird zur Verbesserung der Kontraktionskraft des Herzmuskels und bei bestimmten Formen der Herzschwäche und Herzmuskelstörung angewendet.

Die Symptome einer Digitalisvergiftung erfolgen in drei Stadien:

1. Magen/Darmbeschwerden, Übelkeit, Erbrechen
2. leichte atriale Arrhythmien (in den Vorhöfen des Herzens)
3. ventrikuläre Arrhythmien (Herzkammern schlagen unregelmäßig), akute Lebensgefahr!

Andrew Weil fragte sich, warum er als Medizinstudent nie das erste der drei Stadien bei Patienten erlebt hatte. Es war ihm ein Rätsel, bis er später, als überzeugter Phytotherapeut, seine Patienten mit Digitalisblättern, statt mit dem synthetischen Reinstoff, behandelte. Wenn er ihnen zuviel verabreichte, bekamen sie immer Magenbeschwerden – ein sicheres Zeichen, daß die Dosis herabgesetzt werden mußte. Beim synthetischen Digitoxin wird das erste Stadium – ein wichtiges Warnzeichen – übersprungen. Der Arzt hat dadurch einen geringeren Sicherheitsspielraum. Weil schreibt: »Die *ganze Pflanze* hat bestimmte, eingebaute Sicherheitsmechanismen, die verlorengehen, wenn die kardiotonen (herzstärkenden) Elemente extrahiert und in ihrer reinen Form verwendet werden. Man kann das, wenn man will, die Weisheit der Natur nennen oder auch nicht; jedenfalls ist es eine empirisch erwiesene Tatsache.« (*Weil 1988:130*)

Die Irrwege des reduktionistischen Paradigmas der Pharmaforschung lassen sich anhand der giftigen Fingerhutpflanze exemplarisch aufzeigen. Als Entdecker der Fingerhutdroge gilt Dr. William Withering (1741-1799). Als junger Arzt machte er einmal Urlaub in Schottland, wo ihn eine schwer wassersüchtige Frau um Hilfe bat. In der Überzeugung, daß sie nur noch einige Wochen zu leben hatte, verschrieb er ihr ein Placebo. Ein Jahr später, wieder im Urlaub, begegnete ihm dieselbe Frau. Sie war wieder gesund und munter. Sie hätte bei einer alten Kräuterhexe (*old hag*) Heilkräuter bekommen. Withering ließ die Kräuterfrau beobachten und entdeckte, daß sie zur Behandlung von Ödemen ein Bündel von über zwanzig verschiedenen Kräutern sammelte. Ganz im Geiste des Reduktionismus verwarf er alle Kräuter bis auf den Fingerhut, den er als »wirksam« (*activ*) anerkannte. 1785 brachte Withering seine Monographie über die entwässernde Wirkung des Fingerhuts heraus.

Erst später wurde entdeckt, daß es sich bei dieser Wirkung um einen indirekten Effekt durch die Stärkung der Herzmuskelkraft handelt.

Die alten Ärzte und Apotheker kannten die Waldpflanze nur als Brechmittel und als Bestandteil einer Wundsalbe; von der entwässernden und herzstärkenden Wirkung wußten sie nichts. Der alten Kräuterfrau als Vertreterinder verpönten und unterdrückten Kräutertradition waren diese Wirkungen jedoch geläufig. Interessant wäre es zu wissen, welche anderen synergystisch wirkenden Pflanzen mit zu dem Rezept gehörten.

Digitalis ist ein forte-Mittel, das nur im äußersten Notfall benutzt werden sollte. Als die Reinstoffe Digitoxin und Digoxin isoliert wurden, wurde das »Digitalisieren« von Herzpatienten ebenso zur medizinischen Mode wie einst die Quecksilberbehandlung (*Calomel*) und später, in den fünfziger Jahren unseres Jahrhunderts, die radioaktive Bestrahlungstherapie und die Penicillinspritze. Viele ältere Herzpatienten wurden regelrecht von ihren Ärzten vergiftet. Eine in den meisten Fällen vernünftigere Therapie wäre die rechtzeitige kurmäßige Behandlung mit mite-Mitteln, etwa Weißdorntee (*Crataegus*), Misteltropfen (*Viscum*) oder Knoblauchpräparaten. Bei schwereren Fällen würde man zu *media*-Therapeutika, etwa Maiglöckchen (*Convallaria*), übergehen.

Angst vor Heilkräutern

Vor einigen Jahren gab ich an einem College in Wyoming Kurse zum Thema Heilkräuter. In einem Land, das sich ganz dem Fortschrittsglauben verschrieben hat, ist Pflanzenheilkunde schlicht »Indian Medicine«. Heilpflanzen gelten als primitive, minderwertige Mittel, die mit den sauber verpackten Pillen, Spritzen und Gerätschaften der modernen Medizin nicht mithalten können. Für die Teilnehmer bedurfte es schon eines Quentchens Mut, sich für einen solchen Kurs einzuschreiben. Bei vielen war die Enttäuschung über das »medical establishment« ausschlaggebend gewesen. Die Erfahrung ärztlicher Fehlbehandlung und iatrogener Komplikationen ließ sie mit der tabuisierten »Indian Medicine« liebäugeln. Ein »Spion« der AMA (American Medical Association) hatte sich auch einschreiben lassen, um zu sehen, ob es sich da nicht etwa um eine strafbare »unlicenced medical practice« handeln könne, um unerlaubtes Verschreiben von fragwürdigen Medikamenten. Es lag unter seiner Würde, die »Unkräuter«, die ich herumreichte, auch nur zu berühren. Als er dann von »Marskräften« in den Brennesseln und »Saturnwirkungen« im *prairie sage* (Steppenbeifuß) hörte, war die Sache klar: Er hielt mich für einen harmlosen Spinner. Peinlich war, daß sich, wie ich später erfuhr, unter den Zuhörern viele unzufriedene Patienten dieses Doktors befanden.

Die Teilnehmer waren zunehmend begeistert von den Möglichkeiten einer natürlichen Medizin, die ihnen bis dahin vorenthalten geblieben war. Ein nettes Pärchen, das im 7. Lebensjahrzehnt den zweiten Frühling erlebte, zeigte sich besonders aufgeschlossen. Vor allem über Liebes- und Verjüngungskräuter wollten sie etwas erfahren.

Eines Tages jedoch reichten sie mir, sichtlich niedergeschlagen, einen Artikel, den sie in der Familienzeitschrift, *Living Today* gefunden hatten. Die in dicken Lettern gedruckte Überschrift lautete: »Die Gefahren der Kräutertees«. Der Verfasser, ein Dr. Lewis, Dozent an der Washington Universität in St. Louis, warnte eindringlich vor Kräutern. Kamillentee könne bei Heuschnupfenasthmatikern einen gefährlichen Schock auslösen. Sennesblättertee verursache starke, zuweilen sogar tödlich verlaufende Durchfälle... »Leider«, schrieb der Lobbyist, »ist sich das amerikanische Publikum der Gefahren dieser Produkte nicht bewußt. Viele der angebotenen pflanzlichen Produkte sind noch nicht getestet worden; ihr Einfluß auf den Körper ist noch nicht völlig geklärt; ihre Wirkung ist den Konsumenten vielfach nicht bekannt.« Am Ende des Artikels schlug er die Gründung eines Meldesystems zum Schutz der Verbraucher vor, das den Ärzten erlauben würde, der staatlichen Zentrale für Krankheitskontrolle (Government Center for Disease Control), jeden Vorfall einer Erkrankung, die von Kräutern herrührt, zu melden. Auf diese Weise könne die Öffentlichkeit vor den gefährlicheren Kräutern gewarnt werden.

»Das ist doch glatte Angstmacherei«, versuchte ich das Pärchen zu beruhigen, »und es trägt die Handschrift der Pharmalobby!«

»Ich leide an Heuschnupfen und trinke auch oft Kamillentee, aber ich habe nie deswegen einen Schock erlitten«, pflichtete eine andere Kursteilnehmerin bei. »Und was die Sennesblätter betrifft, natürlich können sie Durchfall verursachen – das sollen sie ja auch; deswegen werden sie ja als harmloses Abführmittel verschrieben!«

Es nützte aber alles nichts. Die beiden erschienen nicht mehr im Kurs. Die Warnung seitens höherer Autorität, die schwarz auf weiß gedruckte professorale Mahnung, hatte sie in ihre Grenzen verwiesen. Der Ausflug in die verbotenen Gefilde einer naturnahen Medizin war beendet.

Stimmt es wirklich, daß Heilkräuter unerprobt sind, daß sie noch aufwendiger Forschung bedürfen, ehe sie von den Autoritäten zum Gebrauch freigegeben werden können? Sicherlich nicht! Kräuter werden schon seit Jahrhunderten angewendet, synthetische Medikamente hingegen selten lange genug, um mit Gewißheit sagen zu können, wie sie sich im Organismus verhalten. Trotz Rattentests gab es den *Contergan*-Skandal. Das synthetische Hormon *DES* (Diethystilbesterol), das man schwangeren Frauen zur Verhütung eines vorzeitigen Aborts verschrieb, wurde jahrelang mit allen Mitteln geprüft. Erst in der nächsten Generation stellten sich die Nebenwirkung heraus: Scheidenkrebs bei den Mädchen und Unterentwicklung der Genitalien bei den Jungen. Zum gegenwärtigen Zeitpunkt steht der Hersteller des Schmerzmittels *Dolantin* vor einem Brüsseler Gericht. Das Mittel, das u. a. Müttern bei der Entbindung gespritzt wird, verursacht Hirnschädigungen bei Föten.

Und wie steht es mit den, seit den fünfziger Jahren massiv angewendeten, Wunderwaffen gegen Bakterien, den Antibiotika? Bei akuten Entzündungszuständen haben sie zwar viele Leben gerettet, inzwischen weiß man jedoch, daß sie langfristig das Immunsystem schwächen. Sie stören das delikate Gleichgewicht der körpereigenen Flora, können zur Superinfektion (Überhandnahme eines virulenten Erregers) und zur Verpilzung (*Candida*) führen. Das hemmungslose Verschreiben, etwa unnötigerweise bei viralen Infektionen, hat dazu geführt, daß immer neuere superresistente Bakterienstämme gezüchtet werden, die nun die Menschen bedrohen. In den USA starben allein im Jahre 1992 13.300 Menschen an Infektionen, obwohl sämtliche Antibiotika versucht wurden. Und wie verhält es sich mit den Steroidhormonen und den Kortisonbomben, die so leichtfertig verschrieben werden? Als Nebenwirkungen sind unter anderem Knochenbrüchigkeit, Fettablagerungen, erhöhter Blutdruck, Muskelschwächung, gastrointestinale Geschwüre und Psychosen zu beklagen. Ein anderes Thema sind die Synergysmen bei der kombinierten Verabreichung synthetischer Mittel. Kein Arzt kann den Überblick über die ca. 80.000 künstlichen Medikamente behalten. Die Gefahr der Medikamentenvergiftung und der Arzneimittelschäden nimmt ständig zu.

Wie alt ist die Kräuterheilkunde?

Daß Tiere instinktiv Heilpflanzen suchen, um sich damit zu heilen, hielt ich lange für Aberglaube. Inzwischen häufen sich jedoch die Ergebnisse fundierter verhaltenswissenschaftlicher Untersuchungen. Tatsächlich wälzen sich Gemsen auf dem blutstillenden, wundheilenden, leicht bakteriostatisch wirkenden Alpenwegerich, wenn sie verletzt sind. Wölfe fressen bei Darmstörungen Brennesseln, bis sie sich übergeben. Südamerikanische Hirten beobachteten, daß leberkranke Schafe gierig die Blätter des Boldostrauches (*Peumus boldus*) verschlingen. Diese Pflanze enthält ein wirksames Cholagogum. Seehunde umschlingen Wunden mit antibiotisch und blutstillend wirkendem Seetang.

Inzwischen haben Primatologen wie Richard Wrangharn und Jane Goodall eine regelrechte »Kräutersammlerkultur« bei wildlebenden Schimpansen entdeckt. Sie beobachteten, daß einige dieser Menschenaffen die Blätter eines Korbblütlers (*Aspilia*) pflücken, zusammenrollen und herunterwürgen. Offenbar schmecken ihnen diese Blätter nicht, sie ziehen Grimassen und müssen sich gelegentlich sogar übergeben. Die Forscher hielten das Verhalten für eine Schrulle einzelner Tiere, bis sie die Pflanze genauer untersuchen ließen. Die Aspilia enthält ein starkes Antibiotikum, ein schwefelhaltiges Öl (Thiarubin-A), und zwar nur in den ersten Morgenstunden. Genau zu dieser Zeit suchen sich die Schimpansen diese Pflanze.

Der Ethologe Michael Huffmann beobachtete eine Gruppe Schimpansen im Regenwald von Tansania. Wenn die Tiere von Darmparasiten befallen werden, schälen sie die Stengel des sonst gemiedenen Bitterblattes (*Veronia amygdalia*) und saugen daran. Kot untersuchungen zeigen, daß diese bittere Pflanze ein wirksames Anthelminticum ist.

Der Verdacht liegt nahe, daß unsere steinzeitlichen Vorfahren, von den Australopithecinen bis zu den Neandertalern, ebenfalls die Fähigkeit hatten, heilende Kräuter instinktiv zu erkennen. Alles deutet darauf hin. In Shanidar, Irak, wurde in einer Höhle ein ca. 65.000 Jahre altes Grab entdeckt. Die vier dort bestatteten Individuen – ein Mann, zwei Frauen und ein Säugling – waren eindeutig Neandertaler. Die Pollenanalyse des Bodens ergab, daß die Toten auf Büschel blühender Heilkräuter gebettet wurden. Unter den 28 Pflanzenarten befanden sich verschiedene Schafgarbenarten (*Achillea*), die noch heute als Wundheilkräuter eine Rolle spielen. Innerlich genommen wirkt Schafgarbe schweißtreibend, blutgefäßerweiternd,

harndesinfzierend und, wegen der Bitterstoffe, verdauungsfördernd. Die *Achillea santolina* wird noch heute im Irak äußerlich zur Abwehr von Stechinsekten, innerlich bei Darmkoller angewendet. Weiter fand man den Blütenstaub verschiedener Flockenblumenarten (*Centaurea*), die als Diuretikum, Emmenagogum und Magenmittel benutzt werden können. Dazu kamen verschiedene Greiskräuter (*Senecio*), die als Brech- und Abführmittel in Frage kommen und innere Blutungen stillen können. Vier verschiedene Arten der Träubelhyazinthe (*Muscari*), drei Arten des Meerträubels (*Ephedra*) und die bei Reizungen, Entzündungen und Katharrhen erweichend und beruhigend wirkende Stockrose sowie Eibisch waren auch dabei. Auch Beifuß (*Artemisia*), ein wichtiges Frauen- und Geburtskraut, wurde in der Grabstätte gefunden. Er war nicht wie die anderen Heilpflanzen in Büschel gelegt, sondern über den Boden verstreut.
Wieviel Erfahrung haben die Menschen mit wild wachsenden Heilpflanzen? Als ein sumerischer Arzt, irgendwann im 3. Jahrtausend v. Chr., die Namen verschiedener Heilpflanzen in Tontafeln ritzte, und als ägyptische Priester die lange Liste der Heilpflanzen, die im Kräutergarten des Tempelkomplexes zu Edfu wuchsen, auf Papyrus (Ebers Papyrus, 2.400 v. Chr.) schrieben, war die Heilpflanzenkunde schon uralt. Sie war in allen Kulturen vorhanden und ist seit der Alten Steinzeit mündlich überliefert worden.

Heidnisch, primitiv, wild und gefährlich

Als die christlichen Missionare sich anschickten, die Welt zu bekehren, geriet die Kräuterkunde in Verruf, denn heidnische Heilpriester und Schamanen waren die Rivalen der Missionare. Sie waren des Teufels, genau wie ihre Kräuter. Heilung für den sündigen Menschen sei nur im Gebet, in der Hostie und im Weihwasser zu finden. Weil das Volk trotzdem zu den Kräuterhexen lief, konnte die Kirche nicht anders, als die Kräuter wieder zuzulassen. Aber nur die Pflanzen der Bibel und diejenigen aus Ländern, in denen die Apostel gewirkt hatten, bekamen ihren Platz im armseligen Hortulus der Klöster. Im Zuge der Inquisition wurden die wahren Kräuterkenner als Teufelsbuhlen bei lebendigem Leibe verbrannt. Die Überlieferung geriet dadurch ernstlich in Gefahr.

Im Schatten der Kirche und immer hart am Rande der Ketzerei bewegte sich die Alchimie. Ihr Anliegen war es, die als unedel empfundene Natur zu läutern und zu vervollkommnen. Die Vorstellung, daß »Blei« in »Gold« verwandelt werden sollte, wurde auch auf die Pflanzen übertragen. Die rohe pflanzliche Materie galt als primitiv, als Ausgangsmaterial, das im Labor spagyrisch digeriert, destilliert, kalziniert und durch andere Prozesse geführt werden muß, um schließlich das Elixier, die Essenz, den Spiritus, das Arkanum, die reine Medizin zu erhalten. Die irrige Vorstellung, daß Kräuter primitiv sind und aus diesem Grund der chemischen Läuterung bedürfen, hat sich bis heute erhalten.

Mit der Aufklärung, die die Rationalität zum höchsten Prinzip erhob, gerieten die einfachen Kräuterheilmittel weiter unter Beschuß. Eine aufgeklärte »heroische« Medizin bevorzugte die »chemischen« Mittel. Hatten nicht die pflanzlichen Mittel, im Gegensatz zum Quecksilber, bei der schrecklichen Lustseuche (Syphilis) versagt? Das wenige, das vom alten Kräuterheilwissen übrigblieb, flüchtete sich nun unter die Fittiche der Kirche, dem letzten Refugium des Irrationalen. Der Taoist würde schmunzeln. So verwandelt sich Yin in Yang. Kräuterpfarrer und blasse Nonnen führten nun den Kampf gegen den aufklärerischen Kahlschlag, rührten Salben und verordneten ihren Schäfchen Kräutertees.

Im selben Maße, in dem sich die gekünstelte Zivilisation von einer naturnahen Lebensweise entfernte, nahm auch die Angst vor der Natur und ihren Geschöpfen zu. Auch unter den Ärzten. Abgesehen von einigen *forte*-Phytoterapeutika, wie Opium, Purgierwinde und Fingerhut, vergaßen die Ärzte ihre besten Verbündeten, die Kräuter. Dabei waren die alten Ärzte, von der Antike bis zur Renaissance, vor allem Kräuterheiler. Sie waren die ersten Botaniker.

Gerade wegen ihrer Ursprünglichkeit, wegen ihrer primitiven Lebenskraft kann die Pflanze heilen. Heilen bedeutet Heilmachen, sich wieder mit dem Ganzen verbinden. Und das kann die Pflanze dank ihrer unmittelbaren Offenheit den Erdkräften, den Elementen, dem Sonnenlicht und den kosmischen Rhythmen gegenüber. Sie kann ihre Ganzheitlichkeit auf den kranken, aus seinem Rhythmus und seiner Mitte gefallenen Menschen übertragen.

In dem Maße, in dem sich die kultivierten Herren der Wissenschaft nicht mehr vom »Lichte der Natur« (Paracelsus) führen ließen, häuften sie Verachtung und Spott nicht nur auf die *Simplicia*, die Kräuter, sondern auch auf die einfachen, oft hellsichtigen Menschen, die einst den Ärzten ihre Heilkräuter brachten. Kräuterweiber und Wurzelschneider wurden als Hinterwäldler und als gefährliche Scharlatane diffamiert, als lästige, »ländlich schändliche« Konkurrenz, die es juristisch zu verfolgen galt.

Typisch ist etwa die sächsische Medizinal- und Apothekerordnung (1673), die den Kräutersammlern und Buckelapothekern ihr Handwerk verbieten wollte. (*Ludwig 1995:91*) Immer wieder wurden im Laufe des 18. und 19. Jahrhunderts thüringische Medikamentenhändler festgenommen, mit Stockhieben traktiert und ihre Kräuter, Tinkturen und Balsame beschlagnahmt.

An der Situation hat sich bis heute wenig geändert. Der britische *Medical Act* (1968) besagt, daß Kräuterpräparate nur zugelassen werden, wenn sie klinisch getestet und neu lizensiert werden. Verlangt wurden experimentelle Wirksamkeitsnachweise, die viele Millionen kosten und 5 bis 7 Jahre dauern würden. Welche kleine Kräuterfirma konnte sich das leisten? Noch schlimmer in den USA, wo die FDA (Food and

Drugs Administration) willkürliche GRAS-Listen (Generally Recognized as Safe) aufstellte und viele bewährte Heilkräuter unter Acht und Bann stellen ließ. Darunter zum Beispiel Sassafras (*Sassafras albidum*), aus dessen Wurzeln das bei Kindern seit Generationen beliebte »Root Beer« gebraut wurde. Ein »blutreinigender« Sassafras-Tee wurde allgemein bei Lungen-, Verdauungs-, Nieren- und Leberproblemen getrunken. Grund des Verbots: Sassafras enthalte das krebserregende Safrol. Ein Artikel in *Science* (April 1987, S. 271) rückt die Aussage in die richtige Perspektive: Eine Flasche Root Beer ist (wegen des Safrols) nur ein Vierzehntel ($^{1}/_{14}$) mal so krebserregend wie eine Flasche Bier (wegen des darin enthaltenen Ethanols). Nach den FDA-Kriterien könnte man genausogut Pfeffer, Schwarztee, Kaffee, Stern-Anis, Muskat sowie die meisten Lebensmittel verbieten.

1988 startete das deutsche BGA (Bundesgesundheitsamt) einen Großangriff auf die Kräuter- und Naturheilkunde. Altbewährte Heilkräuter, wie Huflattich, Pestwurz, Beinwell, Angelika und andere, wurden als gefährlich und sogar karzinogen dargestellt. *Pyrrolizidinalkaloide* war das Schlagwort, das gegen die Kräuter vorgebracht wurde. Ratten hätten beim Verzehr von Huflattichblättern Leberkrebs bekommen. Allerdings war die Dosis, die den armen Versuchstieren zugemutet wurde, extrem hoch. Sie entsprach, auf menschliche Verhältnisse übertragen, dem Konsum von vier Drogeriepackungen Huflattich pro Tag, also viele tausendmal soviel wie die übliche therapeutische Dosierung. (*Weiß 1991:261*)

Zu guter Letzt versuchte das *Deutsches Ärzteblatt* (Nr. 3, Januar 1995) im Leitartikel die Natur- und Kräuterheilkunde in die Nähe der

Nazi-Ideologie zu rücken. Auch wenn Rudolf Heß biologisch-dynamisches Gemüse aß und es im Dritten Reich gelegentlich Heilkräutersammelaktionen gab, ist der Artikel beabsichtigter Rufmord. Die Herausgeber sollten solchen peinlichen Unsinn unterlassen. Besser wäre es, sich in Anbetracht der Krise, in der die Medizin gegenwärtig steckt, auf bewährte Heiltraditionen zu besinnen und die Heilkräuter wieder in die Praxis aufzunehmen. Nach Schätzungen des amerikanischen Mediziners Andrew Weil könnten 60 Prozent aller Leiden besser mit Kräutern als mit anderen Mitteln erfolgreich behandelt werden. Bei entsprechender Prophylaxe wäre diese Prozentzahl noch höher zu veranschlagen.

Aber es weht ein frischer Frühlingswind, und die ersten Anzeichen einer Wende sind bereits spürbar. So forderte Andrew Weil, Forscher in Harvard und Medizindozent an der University of Arizona, anläßlich des »Symposions der Akademie der Neuen Berserker« (Oktober 1992, München) die Wiedereinführung von phytotherapeutischen Mitteln in die ärztliche Praxis. Nur hat leider niemand die überlasteten Ärzte darüber informiert, wie gut die Heilkräuter wirken können. Auf keiner Universität haben sie gelernt, wie man sie anwendet. Rudolf Verres, Medizinprofessor an der Universität Harnburg und Leiter der Abteilung Psychotherapie der Universität Heidelberg, forderte in seinem Beitrag zum wegweisenden 2. Internationalen ECBS-Kongreß (Europäisches Collegium für Bewußtseinsstudien, Heidelberg, Februar 1996) junge Ärzte auf, sich mit Kräutern zu befreunden. Das einseitig humanistische Denken schiebt eine Kulisse zwischen den Menschen und die Natur.

Medizinstudenten, die lebendige Frösche sezieren und Pillenkataloge auswendig lernen müssen, werden zur Verachtung der Natur erzogen. Warum – fragt Verres – produzieren die Pflanzen Wirkstoffe, die sie gar nicht brauchen, wenn es sich nicht um Botschaften der uns umgebenden Natur handelt? Synthetika haben damit nichts zu tun, sie wirken entfremdend. Verres macht ernst mit seiner Einstellung: Seine Studenten lernen die Heilkunst nicht nur in sterilen Labors und Hörsälen kennen, sondern auf Spaziergängen durch blühende Kräuterwiesen, und den Körper erfahren sie durch Massagen lebendiger Menschen und nicht nur durch Sezieren von Leichen.

Ein Plädoyer

Phytotherapie muß wieder ein integraler Bestandteil der medizinischen Ausbildung werden. Das Wissen um die Heilwirkung der Pflanzen muß Ärzten und Laien gleichermaßen wieder zugänglich gemacht werden. Warum?

1. Kostensenkung
2. Verfügbarmachung von Heilmitteln, die unserem Organismus biologisch besser angepaßt sind.
3. *Entlastung der Ärzte* und Förderung der *Selbstverantwortlichkeit der Patienten.* Die meisten »Problemchen«, mit denen Menschen zum Arzt gehen (Erkältungen, verstauchte Zehen, leichte Schnittverletzungen usw.) können problemlos zu Hause phytotherapeutisch behandelt werden. Die notwendigen Grundkenntnisse könnten bereits in den Schulen gelehrt werden.
4. *Vorbeugung gegen Mißbrauch.* Die freie Verfügbarkeit von sachverständigem Heilkräuterwissen ist notwendig, um unverantwortlicher Scharlatanerie Einhalt zu gebieten. Mir sind Fälle bekannt, wo egobesessene »Heiler« den Kranken »gechannelte« Kräutermischungen verordneten, die recht abenteuerlich, wenn nicht gar gefährlich waren.

Nicht nur der wissenschaftlich-experimentelle Wirksamkeitsnachweis (isolierte Wirkstoffe, klinische Experimente) soll das Kriterium für die Anwendung der Heilkräuter sein. Wichtig sind vor allem jene Kräuter der Erfahrungsmedizin, deren positive Wirkung seit Generationen bekannt ist, auch wenn sie mit den gegenwärtigen experimentalwissenschaftlichen Methoden nicht oder nur teilweise erfaßt werden kann.

Damit das Potential der Heilpflanzentherapie voll zur Entfaltung kommen kann, muß Schluß gemacht werden mit der mechanistischen Idee, daß der Körper eine Maschine ist und die Aufgabe des Arztes darin besteht, diese sofort wieder funktionsfähig zu machen, damit der Mensch so schnell wie möglich wieder am Arbeitsplatz erscheinen kann. Ein derartiger »Quick-Fix« ist keine Heilung. Der Patient sollte das Recht und die Zeit haben, während des Krankseins Heilkräfte aus den Tiefen seines Wesens zu mobilisieren. Krankheit ist ein Stirb-und-werde-Prozeß, eine Art schamanistische Reise, die geistige Reifung, Vertiefung und Neuorientierung beinhaltet. Als Begleiter auf dieser Reise sind die Heilkräuter bestens geeignet.

Das makrokosmische Wesen der Pflanze

Kamille
(Matricaria recutita)

Jede Pflanze, egal ob sie eine Nahrungspflanze oder eine Giftpflanze ist, kann als Heilmittel eingesetzt werden. Die Pflanzenschamanen sagen, daß jede Pflanze ihre besondere »Power« hat. Der westliche Phytotherapeut würde sagen, jede Pflanze kann unter Umständen eine mindere oder größere Verschiebung des innerkörperlichen, ökologischen Gleichgewichts bewirken. Die Kunst des Heilers besteht darin, die möglichen Wirkungen genau zu kennen.

Die Frage, warum Pflanzen diese Fähigkeit besitzen, uns heil zu machen, ist eigentlich eine Frage nach dem Wesen der Pflanzen, und der Frage: »Was sind Pflanzen?« wollen wir hier nachgehen.

Daß sie keineswegs die intelligenzlosen, dumpf-vegetativen, protoplasmischen Gebilde sind, die einem in den meisten Botanikbüchern entgegentreten, sollte klar sein. Auch wenn man in der Biaskopie keine eindeutigen Nervengewebe findet, die auf ein bewußtes Innenleben, auf Sinne und Gefühle schließen lassen, verhalten sich Pflanzen recht intelligent ihrer Umwelt gegenüber. Es ist, als ob ein organisierender Geist in ihnen tätig wäre.

Wer oder was ist es also, das den Gewächsen ihre harmonischen, geometrischen Formen verleiht? Wer bestimmt ihre Biorhythmen und steuert ihre immer komplexer erscheinende Kybernetik? Was veranlaßt sie, Mineralien und Spurenelemente in genaustens dosierten Mengen zu selektieren und zu verschiedenartigsten Molekularverbindungen zu synthetisieren?

Sir David Attenborough, dessen BBC-Serie über die Wunder der Vegetation vor kurzem europaweit über die Bildschirme lief, läßt keinen Zweifel am intelligenten Verhalten der Vegetation:

Pflanzen können sehen. Sie können zählen und miteinander kommunizieren. Sie haben die Fähigkeit, auf die leichteste Berührung zu reagieren und die Zeit mit geradezu unglaublicher Präzision zu registrieren... Der Hauptgrund, warum wir diese Fähigkeit nicht wahrnehmen ist, daß Pflanzen sich größtenteils in einer anderen Zeitdimension bewegen als wir.

Der britische Naturforscher gründet seine Aussage auf die Ergebnisse neuster botanischer Forschung und Zeitraffer beobachtungen.

Materialistische Wissenschaftler tun sich schwer, diese Intelligenz zu erklären und den Steuerungsmechanismus zu orten. Weil sie nicht wagen, den vermeintlich festen Boden ihres empirisch-materiellen Weltbildes zu verlassen, suchen sie krampfhaft in mikroskopischen Bereichen, in der DNS und RNS der pflanzlichen Zellkerne, nach des Rätsels Lösung. Dabei verlieren sie sich hoffnungslos in immer kleineren Details. Max Scheler, ein populärer Philosoph der zwanziger Jahre, kommt einem Verständnis schon näher. Er postuliert einen in der Vegetation enthaltenen »ekstatischen Gefühlsdrang«, um dem nicht auffindbaren Bewußtseinszentrum beizukommen. (*Scheler 1935*) Die Formulierung »ekstatisch« (das griechische Wort *Ekstasis* bedeutet »aus sich heraustreten«) gibt uns einen brauchbaren Schlüssel. Schelers Anregung folgend könnte man hypothetisch sagen, daß sich der steuernde Geist der Pflanze nicht – wie es bei uns Menschen der Fall ist – vollständig in der Physis inkarniert. Er ist »aus sich herausgetreten«. Der Pflanzengeist bewegt sich außerhalb seines Leibes. Ähnliches deutete auch schon der große Pflanzenliebhaber Johann Wolfgang von Goethe an. Er sprach von der Pflanze als »sinnliches-übersinnliches Wesen«. Nur ein Teil unserer grünen Erdmitbewohner, und zwar der materiell-sinnliche Aspekt, ist der wissenschaftlichen Analyse zugänglich. Der übersinnliche Aspekt – den wir traditionsgemäß Geist und Seele nennen würden – ist nur dem geistigen Auge zugänglich. Es ist dieser Aspekt, dem sich die Schamanen, Medizinleute und Heiler zuwenden.

Überall auf der Welt sprechen diese Grenzgänger mit den »außerhalb stehenden« Pflanzengeistern, Pflanzenseelen und *Devas*. Um das zu tun, begeben sich die Schamanen selbst in einen »ekstatischen Zustand«. Sie sprengen die Grenzen ihres alltäglichen Egos und begeben sich in Trance oder Tiefenmeditation. Auf diese Weise »fliegen« sie in andere Dimensionen, in denen sie dann den Pflanzenpersönlichkeiten begegnen. (*Storl 1997*) Dort im »Jenseits«, im »Land der Geister«, in den »Sphären der Harmonie« – wie immer auch man diesen trans-empirischen Zustand nennen möchte – begegnen die Schamanen ihren *Verbündeten* aus dem grünen Volk. Dabei werden ihnen wertvolle Erkenntnisse zuteil, etwa die Anwendung der Pflanze als Heil-, Zauber- oder Nahrungsmittel. So, und nicht etwa durch stupide *Trial and Error*-Forschung, durch mühselige Experimente oder gar brutale Tierversuche, wurden die medizinischen Eigenschaften fast aller Heilpflanzen entdeckt. (*Storl 1993:19*)

Die makrokosmische Offenheit der Pflanzen

Fragt man den normalen Menschen, wo sein »Ich«, sein Wesenskern zu finden ist und wo seine Gefühle lokalisiert sind, dann deutet er wahrscheinlich mit dem Zeigefinger auf die Brust.

Ganz anders die Pflanzen. Wenn man das Gänseblümchen oder das Tannenbäumchen fragen könnte, wo sein »Ich« zu finden, wo seine Seele zu Hause ist, würde es sicherlich hinauf zur Sonne oder zum Sternenhimmel zeigen und gleichzeitig hinab zum Erdboden. Denn – wir werden das gleich näher betrachten – die Vegetation empfängt ihre organisierenden und bewegenden Impulse nicht von einem Inneren aus, sondern vornehmlich aus den fernsten Bereichen unserer sinnlich wahrnehmbaren Welt.

Anders ausgedrückt: Als Menschen sind wir in uns abgeschlossene, geistig-seelisch vollständig inkarnierte *Mikrokosmen.* Die Pflanzen dagegen bleiben *makrokosmisch* offen. Sie grenzen sich nicht ab, sie führen kein individualisiertes Innenleben. Wir erleben den Christus oder den Buddha als Archetypus des Menschenwesens im Herzen, in unserem Zentrum. Die Pflanzen, als makrokosmische Wesen, empfinden, daß ihnen ihr Archetypus von den fernen Sternen zustrahlt. Diese Erkenntnis wurde in verschiedenen Kulturen, in der Alten wie in der Neuen Welt, in den Veden ebenso wie bei Platon, in einer bildhaften Imagination veranschaulicht: Die Urpflanze, der Urbaum, läßt sich als ein umgestülptes, von innen nach außen gekehrtes Menschenwesen begreifen. Mensch und Pflanze sind demnach wesensverwandt, sind Modulationen der ungebrochenen Einheit, hier mikrokosmisch »eingefaltet«, da makrokosmisch ausgeweitet. (*Storl 1992:137*) Zwischen beiden Modi findet ein reger Austausch statt.

Stirbt der Mensch, so wird auch er makrokosmisch; sein Geist weitet sich über die Sphären aus, sein Körper geht an die Erde zurück. Auch der Schamane weitet seinen Geist aus, und dabei können ihm die Pflanzen- und Elementarwesen ebenso begegnen wie die Totengeister. Im Gegensatz zum Verstorbenen bleibt er aber nicht da »draußen«; er findet wieder in den Leib, in den Mikrokosmos zurück.

Nimmt der Mensch eine Pflanze als Nahrung zu sich, dann wird die Pflanze mikrokosmisch. Die ätherische Lebensenergie der verspeisten Pflanze regt nicht nur den Leib an, ihre geistigen und seelischen Aspekte melden sich auch in den Gedanken, Vorstellungen und Gefühlen des Essers. Das macht sich besonders bei den Drogen, etwa Kaffee, Tee oder Opium bemerkbar, ist aber bei allen Pflanzen, auch bei Roggen und Kartoffeln, der Fall. Schamanen sind sich dessen ebenso bewußt wie die indischen Sadhus. Sie steuern ihr Bewußtsein und ihren Seinsmodus, indem sie darauf achten, was sie als Speise in ihren Mikrokosmos aufnehmen.

Diese kühne Vision von der Pflanze als einem Lebewesen, das sowohl dem Himmel als auch der Erde gegenüber offen ist, wurde vielfach im Bild einer Pflanzengöttin dargestellt, die im Lichthimmel und gleichzeitig tief unter der Erde wohnt. Man denke etwa an die antike Persephone/Proserpina: Sie ist Herrin der Toten und Hüterin der Samen in der Unterwelt und gleichzeitig strahlende olympische Göttin. Auch Frau Holle, die alle gestorbenen Lebewesen (Menschen ebenso wie Pflanzen und Tiere) im Schoß der Erde empfängt und sie wieder ins Dasein entläßt, ist gleichzeitig eine Himmelsgöttin. Wenn sie ihre Federbetten ausschüttelt, schneit es auf Erden. Die germanischen Bauern glaubten, daß dieser Schnee die Pflanzen mit Wachstum segne und eine gute Ernte ankünde. Auch die Indianer und andere Völker kennen diese Göttin, die Herrin der Vegetation.

Schon auf der embryonalen Ebene offenbart sich dieses völlige Nach-außen-gerichtet-Sein der Vegetation. Nach der Befruchtung entwickelt sich das Ovum durch wiederholte Zellteilung (Mitose) zum *Blasenkeim* (Blastula), einer winzigen runden Keimzellkugel. Beim tierischen (menschlichen) Embryo kommt es alsbald zu einer Einstülpung dieses Zellenballes. Es formt sich der sogenannte *Becherkeim* (Gastrula), der dem Äußeren einen inneren Hohlraum entgegenstellt. Dieser Hohlraum ist der Urdarm, der *Entoderm*, in dem sich dann ansatzweise die Lunge, Harnorgane, Drüsen und andere innere Organe entwickeln. Der äußere Keimlappen, der *Ektoderm*, wird später zur Haut, zu den Sinneszellen, zu Nerven, Zähnen und Augen. Bald darauf entwickelt sich zwischen Endo- und Ektoderm der *Mesoderm*. Aus diesem mittleren Keimblatt des embryonalen Gewebes entwickeln sich die Innenhäute von Brusthöhle, Bauchhöhle und Herzbeutel sowie das Skelett.

Beim Pflanzenembryo verläuft diese Entwicklung anders. Es kommt zu keiner Einstülpung (Gastrulation), zu keiner, auch nur ansatzweisen, Bildung von inneren Organen. Obwohl sie ständig wächst und metamorphosierend verschiedene Stadien durchläuft, bleibt die Pflanze eigentlich eine, wenn auch hochdifferenzierte, Blastula. Sie empfängt ihre Impulse nicht von einem inneren Organkosmos und einem zentralen Nervensystem, welche bei Mensch und Tier die physische Grundlage geistiger und seelischer Regungen bilden, sondern von außen, aus der mittelbaren und unmittelbaren Umwelt.

Nur in der Blüte macht die höhere Pflanze den Ansatz, innere Hohlorgane zu bilden und eine Art Gastrulation nachzuvollziehen. Nur hier wird sie tierähnlich, seelenhaft. Nur in der Blüte entwickelt sie – wir werden später näher darauf eingehen – meßbare Eigenwärme, Eigenbewegung und produziert Molekularverbindungen, die sonst nur dem animalischen Stoffwechsel eigen sind. Aber dieser zaghafte Ansatz einer Beseelung, diese vorübergehende Berührung mit dem tierischen Seinsmodus, ist nur von kurzer Dauer. Bald verblüht sie und fällt, indem sie Samen erzeugt, wieder in die rein vegetabile Daseinssphäre zurück. (*Scheffer/Storl 2012*)

Nicht die Impulse innerer Organe, sondern Kräftewirkungen, die von den Erdtiefen, vom Boden, der Atmosphäre, der Sonne, den Planeten und den Fixsternen ausgehen, sind die Parameter, welche die Pflanze auf wahrhaft »intelligente« Weise nach bestimmten geometrischen Mustern und zeitlichen Rhythmen keimen, wachsen, blühen und fruchten lassen. Diese Faktoren, die Lebenskräfte des Bodens und die Rhythmen der Planeten, bilden – das wußten schon die alten Alchimisten – die »Organe« der pflanzlichen Organismen. Diese Vektoren, kurz Himmel und Erde genannt, wollen wir nun näher betrachten.

Erdkräfte und Rhizosphäre

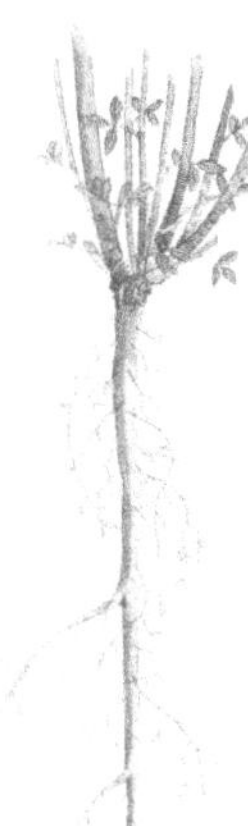

Eine klare Trennung zwischen der Pflanze und dem lebendigen Boden, in dem sie wurzelt, ist fast unmöglich. Sie öffnet sich dem Untergrund gegenüber und verschmilzt mit ihm. Die höheren Pflanzen bestehen bis zu fast Dreiviertel aus Wurzelmasse. Einige Arten wurzeln sehr tief: Alfalfa bis zu 10 Meter, die Tamarisken in den Sandwüsten des Nahen Ostens bis zu 50 Meter.

Rege Lebendigkeit charakterisiert den unterirdischen Teil der Vegetation. Die Wurzeln einer einzigen Roggenpflanze wachsen, wenn man die ständig absterbenden und sich neu bildenden, winzigen Wurzelhärchen linear zusammenaddiert, um die 90 Kilometer pro Tag. Das summiert sich, in der sommerlichen Hauptwachstumsperiode, auf über 10.000 Kilometer (*Huxley 1974:44*). Diese Angaben scheinen übertrieben, und ich würde ihnen keinen Zoll Glauben schenken, hätte ich sie nicht des öfteren in renommierten botanischen Werken wiedergefunden.

Die Wurzeln und feinen Wurzelhärchen wachsen tastend durch den Boden. Als besäßen sie eine Art übersinnliche Wahrnehmung, spüren sie den Mineralien, Spurenelementen und Wasserquellen nach und nehmen sie sorgfältig selektierend auf.

Eigentlich kann man kaum sagen, wo im Erdboden eine Pflanze aufhört und eine andere beginnt. Es kommt zu Wurzelverwachsungen (Symphysen) mit anderen Pflanzen der gleichen Art oder sogar mit anderen Arten, wie etwa unter Birken, Ahorn und Ulmen. (*Schad 1987:85*) Auf diese Weise werden »Informationen« in Form chemischer Botenstoffe (Pheromone, Ektohormone) weitergeleitet. So »wissen« benachbarte Tannen, wenn ein Baum von Borkenkäfern befallen ist und stellen ihren Stoffwechsel entsprechend um. Auch werden auf diesem

Weg seltene Elemente, etwa Phosphat, an benachbarte Pflanzen weiter gereicht. Das wurde in Versuchen mit radioaktiven Isotopen nachgewiesen.

Noch eindrucksvoller ist die Tatsache, daß nahezu 90 Prozent der höheren Pflanzen in Symbiose mit Pilzen leben. Die schirm-, kugel- oder hutarigen Gebilde, die im Herbst nach einem Regen aus den Boden schießen, die Egerlinge, Fliegenpilze und Boviste, sind nur die Fortpflanzungsorgane der Pilze. Die eigentlichen Pilze bestehen aus einem amorphen Gewebe feinster, weißer Fäden (Hyphen, Myzelen), das sich über viele Kilometer hinweg teppichartig im Boden vernetzt. Nach Ansicht vieler Biologen sind diese Moderbewohner gar keine richtigen Pflanzen, sondern bilden ein Naturreich für sich. Diese Hyphen verquicken sich mit den feinen Wurzelhärchen der höheren, grünen Pflanzen. Sie wachsen regelrecht in die Wurzelzellen hinein und lassen ihnen Wasser, gelöste Mineralien, Vitamine und Wachstumshormone (Auxine) zukommen. Durch diese Verbindung vergrößert sich die aufnehmende und abgebende Kontaktfläche der grünen Pflanze um ein Tausendfaches. Ohne diese Wurzelpilze, auch *Mykorrhiza* genannt, gäbe es keine Wälder und Wiesen. Ja, es gäbe kaum grüne Vegetation auf der Erde, denn erst die Symbiose mit den Mykorrhizen machte es möglich, daß die ersten Pflanzen, die Abkömmlinge der Meeresalgen, vor 350 Millionen Jahren, im Devon, das feste Land besiedeln konnten.

Die grünen Pflanzen entgelten es den Pilzen mit der Zufuhr von Zucker. Die Pilze sind geradezu süchtig nach dem süßen Stoff: Glukose ist durch Photosynthese verwandelte Sonnenkraft. Nur so können die lichtscheuen Pilzwesen die Sonne vertragen.

Die mykorrhizale Vernetzung über viele Hunderte von Quadratkilometern verbindet Bäume, Gräser, Kräuter und Sträucher mit dem ständigen Fluß von chemischen und energetischen Signalen und Informationen, der das Biotop eines Waldes, einer Wiese oder eines Feldes koordiniert und sinnvoll reguliert. Der Ethnobotaniker und Pilzexperte Terence McKenna spricht diesbezüglich von einer »vegetabilen Intelligenz«. Er vergleicht den Waldboden in seiner kybernetischen Komplexität mit unserem Gehirn. Die weißen Mykorrhizen, die den Boden durchziehen, erinnern schon im Aussehen an Nervengewebe. Unser Gehirn besteht aus rund 10 Milliarden Zellen, und jede Zelle hat Verbindung zu circa 25.000 anderen Zellen. Die möglichen Verbindungen gehen ins Astronomische. Ähnlich der durchpilzte Boden des gesunden Ökotops: Wir haben es da mit einem *makrokosmischen* »Nervensystem« zu tun.

Terence McKenna macht in diesem Zusammenhang darauf aufmerksam, daß viele Pilze (Kahlköpfe, Fliegenpilze u. a.) hauptsächlich auf das Nervensystem wirken, wenn man sie ißt oder raucht. Nach dem Prinzip »Gleiches wirkt auf Gleiches« verändern oder erweitern sie das Wahrnehmungsvermögen und Bewußtsein des menschlichen Mikrokosmos. Pilze, so glaubt er, waren die Katalysatoren der menschlichen Intelligenzentwicklung. Frühmenschen (Australopithecinen), die den Wiederkäuerherden nach pirschten, haben sicherlich von den Pilzen, die auf dem Dung dieser Herdentiere wachsen, gekostet. Geringe Dosen schärfen die Sinne für Jäger durchaus ein Überlebensvorteil; höhere Dosierungen regen sexuell an, führen zu erhöhter Koitusbereitschaft und vermehrter Fruchtbarkeit – wiederum eine *survival advantage*; bei noch höheren Dosierungen kommt es zu Visionen – das führte zu Religion und zu einem von Symbolen getragenen kulturellen Verhalten. Diese Hypothese mag überzogen sein, aber sie enthält möglicherweise ein Körnchen Wahrheit. (*McKenna 1992*)

In diesem Zusammenhang ist interessant, daß Rudolf Steiner den Erdboden samt seiner Pilzwelt als »Sinnes Nervenpol« des archetypischen Pflanzenwesens beschreibt. Das Wurzelwerk und der lebendige Boden sind also der »Kopf« der Pflanzen. Die Atmosphäre unter dem

Einfluß der erdnahen Planeten (Mond, Merkur, Venus) bilden das »rhythmische System« (Atmung, Kreislauf) der Pflanzen. Die Sonne, die den Pflanzen ihren Lebenspuls gibt, ist das Herz. Die Kräfte der erdfernen Planeten (Mars, Jupiter, Saturn) kommen vor allem im »Sexual- und Fortpflanzungsleben« der Pflanzen zum Ausdruck. In diesem Sinne ist die Pflanze dreigegliedert, genau wie ein Mensch. *Die Pflanze ist ein umgekehrter, makrokosmischer »Mensch«.*

Dieses recht kühne Bild ist eigentlich nichts Neues. Schon Aristoteles erkannte, daß Pflanzen mit dem »Kopf« im Boden verankert sind und ihre Extremitäten und Fortpflanzungsorgane in die Luft strecken. Auch die alten Alchimisten sahen in den Planeten die makrokosmischen »Organe« der Pflanzen. Und in der volkstümlichen Kräuterkunde spielen die planetarischen »Signaturen« noch immer eine große Rolle. Doch schauen wir uns dieses makrokosmische »Sinnes-Nervensystem« der Pflanzen zunächst etwas näher an.

Nach Steiner ernähren sich die Nerven »parasitärisch«. Sie verbrauchen die im Stoffwechsel, in der Verdauung erzeugte Energie. Die Bewußtseinsaktivität des Kopfes wirkt »abbauend«, kräftezehrend. Das gleiche kann man auch von den Pilzen sagen. Als Saprophyten bauen sie die Energie wieder ab, die die grüne Pflanze durch die Photosynthese gewonnen hat. (*Pelikan II 1977:15*)

Nicht nur Wurzeln und Pilze bilden den lebendigen Humusboden, den »Kopf« des Pflanzenwesens. Dazu gehören auch unzählige atmende, assimilierende, stoffwechselnde, ausscheidende, sich vermehrende und sterbende Bakterien, Fadenwürmer, Regenwürmer, Aktynomyzeten, Algen und andere Organismen, deren Gewicht pro Hektar einer Herde von 25 Kühen entspricht. Eine Tasse Erde enthält zahlenmäßig mehr dieser Organismen, als es Menschen auf der Erde gibt. Dieses unaufhörliche Gären und Brodeln ist den wechselnden makrokosmischen Einflüssen und Zyklen unterworfen, den Tag/Nacht-, Sonnen-, Mond-

und Planetenrhythmen sowie den damit verbundenen Wasser- und Luftkreisläufen, dem Wetter und dem Klima. Das alles nimmt die Pflanze mittels ihrer »nervlichen Sensoren«, den Mykorrhizen und den sensiblen, tastenden Würzelchen wahr.

Himmel und Phyllosphäre

Ebensowenig wie sich die Pflanze nach unten hin abkapselt, verschließt sie sich nach oben. Das grüne Blatt – Goethe nennt es das Urorgan des Pflanzlichen – gibt sich ganz dem Licht des Himmels hin. Das Pflanzengrün ist höchst photosensibel. Die Chloroplasten ähneln den Stäbchen der Netzhaut, und die Breite der Wellenlängen (zwischen 300 und 800 Nanometer), die das Blatt absorbiert, deckt sich mit der des menschlichen Auges. Zu Recht hat der Botaniker G. Grohmann die grüne Vegetation als das »Lichtsinnesorgan der Erde« bezeichnet, denn die Pflanzen registrieren und reagieren auf jede extraterrestrische Lichtquelle, auf Sonnen- und Mondschein sowie auf das Leuchten und Funkeln der Planeten und Sterne (*Grohmann 1962*). Wir sehen diese zwar als gewöhnliche Lichtstrahlen, aber in Wirklichkeit sind sie Energieströme, die ordnend und energetisierend auf die chaotische, amorphe Erdenmaterie einwirken. Das grüne Blatt ist also ein auf den Kosmos gerichteter Empfänger dieser einstrahlenden Gestaltungskräfte.

Was wir Menschen mit unseren Augen aufnehmen, setzen wir in innere Bilder und Gedankenmuster um. Die Pflanze hingegen übersetzt das von ihr »Gesehene« nicht in innere, subjektive Formen und Gedanken (sie hat ja kein Innenleben wie mikrokosmische Geschöpfe), sondern vielmehr in geometrische Blüten- und Blattmuster, in feine ätherische Ole, Düfte, Farben und Wachstumsbewegungen. Die Fähigkeit, »leblose« Elemente – Wasser, Luft und Mineralien – zu beleben und auf ein höheres Schwingungsniveau zu bringen, diese verlebendigende Kraft, gehört auch mit zu dem, was die Pflanzenwelt aus dem Kosmos empfängt.

Dadurch, daß die Pflanzen keine in sich abgekapselten, egozentrischen Mikrokosmen sind, sondern sich bedingungslos dem Makrokosmos gegenüber öffnen, werden sie zu reinen Spiegeln der göttlichen Harmonien. Sie vermitteln die Gedanken der Götter, jede Pflanzenart auf ihre Art. So ist es zu verstehen, daß die indischen Seher, die Rishis, von den Pflanzengeistern als *Devas*, als »himmlische, leuchtende göttliche Wesenheiten« sprachen.

Die Devas der verschiedenen Pflanzenarten sind Archetypen. Sie »überstrahlen« die irdischen Gewächse und geben ihnen ihren Lebensrhythmus, ihre physiologischen, chemischen und morphischen Eigenschaften. Fromme mittelalterliche Gelehrte identifizierten die Geister der jeweiligen Pflanzenart als Lichtengel der Zweiten Hierarchie. Die irdischen Gewächse sind lediglich die Abbilder, die Schatten, die lebendigen, materialisierten Gedanken dieser Engel.

Es sind vor allem diese Pflanzengeister, an die sich Schamanen und Heiler wenden, wenn sie Kräuter und Wurzeln zum Heilen einsetzen wollen. Immer wieder bekommen verblüffte Völkerkundler zu hören: »Wir machen keine blinden Experimente; es sind die Pflanzen selbst, die uns sagen, welche Kräfte sie haben und wie man mit ihnen heilt.« Diese Kommunikation zwischen Mensch und Pflanzendeva erklärt auch, warum Völker, die in verschiedenen Erdteilen leben und nie Kontakt miteinander hatten, dieselben Heilpflanzen ganz ähnlich anwenden.

Die Pflanzengeister sprechen mit dem sich in Trance oder in tiefer Meditation befindlichen Schamanen. »Nicht wir, sondern die Pflanzengeister bestimmen das Ritual und das Medizinlied, das dem Medizinmann erlaubt, mit ihnen Kontakt aufzunehmen«, belehrte mich ein alter Tsistsitas-Pflanzenschamane.

Eine große Zahl von feierlichen Sprüchen und Liedern, die diese Verbindung zu den Devas herstellen, ist aus allen Kulturkreisen überliefert. Der Ojibwa-Medizinmann oder die Medizinfrau sprachen, nachdem sie das gehörige Tabakopfer gebracht hatten, die Pflanze, deren Wurzel sie aushoben, mit folgenden Worten an (*Johnston 1992:108*):

Deine Faser ist weich,
Deine Säfte sind reich;
Laß uns die Schwachen
Wohl und stark machen.

Für jede Pflanze gab es beim Pflücken Gebete und Lieder wie die folgenden:

Dein Geist
Mein Geist,
Mögen sie sich vereinigen und
Einen Geist des Heilens bilden.
Du hast Schönheit geschenkt,
Jetzt schenke Gesundheit!

Aufwendige Anrufungen der Pflanzen werden im altindischen *Atharva Veda* überliefert. Ihre Kräfte und ihre Schönheit werden besungen, und weil sie so stark sind, werden sie gebeten, den armen, leidenden Menschen zu helfen.

Wir rufen braune, weiße, gesprenkelte, farbige und schwarze Pflanzen an; sie sollen diesen Menschen vor Krankheiten schützen, die von Göttern ausgesandt werden. Ihr Vater ist der Himmel, ihre Mutter die Erde, Wurzel und Ozean. Himmlische Pflanzen vertreiben sündhafte Krankheiten ...
Mit eurer Macht, ihr Mächtigen, mit der Macht und Kraft, die ihr besitzt, damit möget ihr Pflanzen diesen Menschen von seiner Krankheit erretten. Ich stelle nun das Heilmittel her.

...

Die weisen Pflanzen mögen hier erscheinen. Sie verstehen, wovon ich spreche, und wir können gemeinsam diesem Menschen seine Gesundheit wiedergeben.
Sie sind die Güte des Feuers, die Kinder des Wassers, sie wachsen und wachsen wieder nach, starke heilende Pflanzen mit tausend Namen, die alle hier zusammengetragen sind ...

Solche Beschwörungen sind auch unserem Kulturkreis nicht fremd. Zwei Beispiele, eines aus dem Heidentum und eines aus dem christlichen Mittelalter, sollen uns hier genügen.

Erinnere dich, Maythe (Kamille), was du verkündetest,
Was du vollendetest in Alorford:
Daß nimmermehr ein Mensch durch Ansteckung sein
Leben verlor,
Seit man ihm Kamillen zu essen gab.
(Angelsächsischer Neunkräutersegen)

Eberwurz, ich sprech dich an,
Bist du Frau oder Mann.
Behalte deine Kraft und Saft,
Wie die Liebe Frau (Maria)
ihre Jungfernschaft.

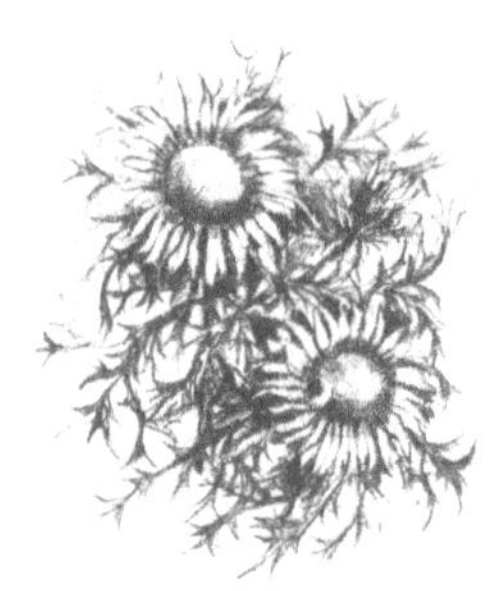

Das grüne Blattwerk ist nicht nur das Auge der Pflanze, es fungiert auch als makrokosmische Lunge, wo ein ständiger Austausch mit der unmittelbaren Atmosphäre stattfindet. Riesige Mengen Wasserdampf werden über das Laub verdunstet, steigen zu den Wolken empor und regnen wieder auf die Erde herab, wo sie erneut von den Wurzeln der Pflanzen aufgesogen werden. Eine Birke verdunstet täglich 60 bis 70 Liter Wasser, an heißen Tagen sogar bis zu 400 Liter. (*Hensel 1993:255*)

Ein ähnlicher Kreislauf findet mit anderen Gasen statt. Mit Recht kann man sagen, daß die Pflanzenwelt – die Wälder Sibiriens und des Amazonas, ebenso wie die Algenwälder der Meere – Gaias Lunge ist. Die Vegetation nimmt die riesigen Mengen Kohlendioxid (CO_2) auf, die die abbauenden Organismen, die Tiere und Pilze, ständig ausatmen. Daraus bauen sich die Pflanzen mit Hilfe der Sonnenenergie ihre Leiber auf, konstruieren das »Kohlenstoffskelett«, das ihren materiellen Leib ausmacht. Bei diesem Aufbauprozeß geben sie ständig Sauerstoff (O_2) ab, den Stoff, von dem unser Leben abhängt.

Auch in diesem Punkt ist die Pflanze ein umgekehrtes Spiegelbild des menschlichen beziehungsweise tierischen Organismus. Was das grüne Blatt als Abfall oder Überschuß ausstößt, saugt das rote Blut begierig auf. Schon auf der molekularen Ebene sind das grüne Chlorophyll und der rote Blutstoff (das Hämoglobin) Spiegelbilder. Beide haben haargenau dieselbe molekulare Struktur. Nur befindet sich in der Mitte der vier Pyrrolringe des Chlorophylls ein Magnesiumatom, während in der Mitte des Hämoglobins ein Eisenatom zu finden ist. Hätte die Pflanze Eisen an dieser Stelle, wäre ihr Saft rot, und sie wäre auf dem besten Weg, ein Mikrokosmos zu werden.

Mit dem Eisen hat es seine Bewandtnis. Der Bauernphilosoph Arthur Hermes formulierte es einmal so: »Eisen zieht unser Ich in den Körper hinein und läßt uns als geistige Wesen voll inkarnieren. Das ist bei uns Menschen ebenso der Fall wie bei unserer Mutter Erde. Ein Eisenkern gliedert ihren Leib in zwei magnetische Pole und durchzieht ihn mit jenen Kraftlinien, die der Kompaß registrieren kann. Damit vergleichbar gibt uns das Eisen im Blut einen Bezug zu den Gesetzen des materiellen Raums und ermöglicht unsere irdische, karmische Betätigung. Ohne Eisen könnte das höhere Selbst gar nicht innerhalb der materiellen Dimensionen agieren!« (*Storl 1996:24*) Aber genau das wollen die Pflanzendevas nicht, es steht ihnen nicht zu, sich voll zu inkarnieren, sie bleiben offen dem Makrokosmos zugewandt.

Das grüne Chlorophyll fängt die aus dem Kosmos einströmenden Lichtquanten auf und erlangt dadurch einen derart energetisierten Zustand, daß es die Kraft hat, Wassermoleküle (H_2O) zu spalten, damit Sauerstoff (O_2) in die Atmosphäre gelangt. In einer zweiten Reaktion, ebenfalls im grünen Blatt, wird unter Einbindung des verbliebenen Wasserstoffs (H) das Kohlendioxid (CO_2) zu Zucker ($C_6H_{12}O_6$) synthetisiert. Dieser Zucker, der aus Lichtenergie, Wasser und Kohlenstoff hervorgeht, ist die Grundlage für die Ernährung aller Lebewesen. Durch diese *Photosynthese* werden auf diesem Planeten jährlich 100 bis 200 Milliarden Tonnen organischer Materie aufgebaut.

In dieser Photosynthese, von reduktionistischen Wissenschaftlern als rein materielles Geschehen aufgefaßt, sahen die alten Inder ein göttliches Drama. In den verschiedenen Seinsformen erkannten die Weisen der Upanischaden Stationen zur Aufnahme und Weitergabe von Energien (*Prana*). »Brahman – der göttliche Urgrund – ist Nahrung. Nur jene, die wissen, daß sie Gott essen, essen wirklich.« (*Taittireya Upanishad*). Jedes Wesen existiert, um ernährt zu werden und um andere zu ernähren. Pflanzen »verspeisen« kosmische und stellare Energien. Mit ihren Blättern saugen sie die im einströmenden Licht verborgenen Lebenskräfte auf und geben sie an andere Geschöpfe weiter. In den Veden werden Pflanzen als *Aushadhi* bezeichnet; weitläufig übersetzt bedeutet das »Gefäße der brennenden Umwandlung«. (*Lad/Frawley 1988:22*) Demzufolge sind Pflanzen Gefäße für die Metamorphose des kosmischen Feuers. Dieses Feuer, die Liebesstrahlung der Götter, wird durch die Alchimie des Blattgrüns in Nahrung für menschliche und tierische Mikrokosmen umgewandelt. So wird die äußere kosmische Wärme zur Seelenwärme, das Sonnen- und Sternenlicht zum inneren Licht des Bewußtseins. Auf diese Weise erklärt man im *Ayurveda* die Wirkung der Heilkräuter: Die jeweilige Heilpflanze bündelt und vermittelt einen ganz besonderen Aspekt des göttlichen Lichtes. Sie läßt dem Kranken die harmonisierende Kraft ihres Devas zukommen. Es ist beispielsweise die Göttin *Saraswati* selbst, die verjüngend und intelligenzfördernd im Wassernabelkraut (*Hydrocotyl asiatica*) wirkt. (*Storl 1995:267*) Im Adlerbaum (*Aquilaria malaccensis*), aus dessen Holz Räucherduft gewonnen wird so wie ein Öl, mit dem sich Wandermönche einreiben, ist der Göttervogel *Garuda* anwesend und verleiht dem Suchenden geistige Schwingen. Im indischen Hanf ist es Shiva selbst, der dem Geläuterten die Wahrheit offenbart, den Unreinen aber in den Wahnsinn treibt. Und im allesheilenden Basilikum (Tulsi, *Ocumum sanctum*) offenbart sich Vishnu, der Erhalter der Schöpfung.

Ähnliches gibt es auch in anderen Kulturen. Im alten Griechenland tat sich der Sonnengott Apollo vor allem im Lorbeer und im Bilsenkraut kund, Zeus im Eisenkraut, Aphrodite in der Myrthe, Athene im Olivenbaum und Artemis im Beifuß. In Ägypten offenbarte sich Osiris im Majoran, Isis im Beifuß, Horus im Andorn und Ra, der Sonnengott, vor allem im Weihrauch und in der Myrrhe.

Mit anderen Worten, Pflanzen sind Vermittler. Sie vermitteln die Kräfte und Gaben der Götter und des Himmels genauso wie die der Erde. Durch die Pflanzen gelangen die Energien des Makrokosmos in uns und werden mikrokosmisch. Mittels Pflanzen – sei es durch die meditative Betrachtung, durch das Einatmen ihrer Düfte oder durch das Essen ihrer Substanz – nehmen Götter Kontakt mit uns auf. Wir essen die Götter, wir atmen sie ein, ganz im Sinne der oben zitierten Upanischade. In uns werden sie mikrokosmisch. In uns erneuern sie sich, geben uns Inspirationen, Einsichten, Lebenskraft – kurz, sie machen uns zu dem, was wir sind.

Rhythmen (Ritam)

Die Weisen und Priester der alten Kulturen beobachteten genaustens die zyklischen Bewegungen der Sterne und Planeten. In ungestörter Mediation, oft auf einsamen Bergen oder auf künstlich errichteten Erhöhungen (Stufenpyramiden, Zikkurats, Mounds), vernahmen sie die göttliche Ordnung, nach der es sich lohnte zu leben. *Rita* nannten die vedischen Inder diese Ordnung, und als *Ritu* bezeichneten sie die vom Kosmos vorgezeichneten Jahreszeiten, in denen den Göttern feierliche Opfer gebracht wurden. Auch wir kannten den *Ritus*, die *Rituale*, die dem harmonischen Fluß der Jahreszeiten, dem kosmischen *Rhythmus*, angepaßt sind und der Gemeinschaft Heil und Segen angedeihen lassen. Verachten oder vernachlässigen die Menschen, sei es nun das Individuum oder die Gemeinschaft als ganzes, das göttliche *Rita*, dann nehmen Chaos, Krankheit und Zerstörung überhand.

Die Pflanzen als Ausdruck der Devas verlassen das Rita nie. Sie spiegeln in ihren vielfältigen Rhythmen den Reigen der Gestirne wider. Ohne Bezug zur *Sonne* zum *Mond* und zu den *Planeten* kann man sich weder die einzelne Pflanze noch die Vegetation als ganzes vorstellen. Zwar spricht die orthodoxe Wissenschaft lieber von »im Erbgut verankerten, endogenen Verhaltensmustern« und ignoriert die Übereinstimmungen zwischen den Rhythmen der Himmelskörper und den Periodizitäten im Pflanzenleben, aber das ist nur so, weil die gängige experimentelle Methode in diesen Bereichen versagt. Die inzwischen klassischen Studien Frank Browns (Northwestern University, Chicago) belegen ohne Zweifel, daß sogar die schrumpelige Kartoffel im Keller die genaue Tages- und Jahreszeit sowie den Stand der Sonne und des Mondes »kennt« und auf diese mit Wachstums- und Stoffwechselschwankungen reagiert. (*Brown 1970*)

Der tägliche Rhythmus der Pflanze, der Wechsel von Assimilation und Dissimilation, Nachtstellung und Tagstellung der Blätter, Stoffwechselhöhepunkten und vielem mehr ist eindeutig mit der Sonne verbunden. Die Sonne ist das makrokosmische Herz, das den Pflanzen ihren Pulsschlag gibt. Verschiedene Zeiten des Keimens und Blühens (Langtagpflanzen, Kurztagpflanzen usw.), des Öffnens und Schließens der Blütenknospen – so exakt, daß sich Linnaeus eine »Blütenuhr« in den Garten pflanzen konnte, an der er bis auf eine Viertelstunde genau die Tageszeit ablesen konnte – und andere Periodizitäten lassen uns erkennen, daß sich jede Art anders auf Stand und Einstrahlungswinkel, auf Tageszeit und Position der Sonne im Tierkreis einstellt.

Einen größeren Rhythmus ergibt der jährliche Wandel der Sonne durch den Kreis des Zodiak. Das annuelle Werden und Vergehen der Pflanzendecke ist ganz im Einklang mit dem Wandel der Sonne durch die niederen und höheren Tierkreisregionen. Im Winter, wenn die Sonne im Schützen steht und die Tage kurz sind, ruhen die Pflanzen, als Samen oder Knospen fest in sich zusammengeballt, im Schutze des mütterlichen Erdbodens. Wenn zur Tag/Nachtgleiche eine erstarkende Sonne die Tierkreisregion der Fische durchläuft, erstarkt auch die Vegetation. Zur Mittsommerzeit, wenn die Sonne in den Zwillingen ihren Höhepunkt überschreitet, blüht und gedeiht die Pflanzenwelt in üppiger Fülle. Im Herbst, wenn die Tage kürzer und kühler werden und die Sonne durch die Jungfrau zieht, gilbt und welkt das Grün dahin; die Pflanzen versamen und bereiten sich erneut auf den Winter vor.

Das Zusammenspiel der Sonne und der Vegetation ist uns allen bekannt. Wer aber ist sich dessen bewußt, daß dieser Rhythmus auch unsere persönlichen und kulturellen Rhythmen bestimmt: den Pulsschlag des landwirtschaftlichen Jahres, die Zeiten des Säens, Pflanzens und Erntens, die Abfolge unserer großen Feste? Sie bestimmen ebenfalls die richtigen Zeiten des Sammelns und Bereitens der Heilkräuter.

Differenzierter als der Rhythmus der Sonne ist der des Mondes. Mondphasen (synodischer Mond), Stellung des Mondes im Tierkreis (siderischer Mond), Erdnähe und Erdferne (anomalistischer Mond), aufsteigender und absteigender Mond (tropischer Mond), Mondknoten (drakonischer Mond) – all das wirkt auf das Keimen und Sprießen und auf die Substanzbildung der Vegetation ein. Die Planeten modifizieren ihrerseits die Intensität der Sonnen und Mondeinstrahlung und die dadurch bewirkte Veränderung von Aroma, Farbe und anderen qualitativen Eigenschaften.

Der Reigen der Pflanzengöttin

Die achtteilige Jahresgliederung, welche die keltischen Hirtennomaden als Schema der Zeiteinteilung von den Megalithbauern übernommen hatten, beruht auf der vorgefundenen Wechselwirkung zwischen den himmlischen Konstellationen und der Vegetation. Das Jahresrad ist das achtspeichige Spinnrad der schicksalswebenden dreifachen Göttin. Darauf spinnen die Nornen das Werden und Vergehen aller Wesen, das der Götter ebenso wie das der Pflanzen, Menschen und Tiere. Auch das Erscheinen und Schwinden der archetypischen Pflanzengöttin wird von diesem Rad symbolisiert. Mit acht Schritten tanzt sie durch das Sonnenjahr. Es sind die von Sonne und Mond bestimmtem Stationen ihres Lebensweges. Die Tagundnachtgleichen im Frühling und im Herbst bilden zusammen mit den Sonnenwenden die vier Kardinalpunkte des Jahresrads. Sie bilden das kosmische Kreuz, den festen Rahmen, innerhalb dessen sich das göttliche Drama abspielt.
Vier Feiertage – die sogenannten *Kreuz-Viertel-Tage* – liegen genau zwischen den vier unbeweglichen solaren Kardinalpunkten. Diese »Zwischenfeiertage« wurden ursprünglich an den Vollmonden gefeiert

und waren daher beweglich. Erst ein späterer Kalender fixierte die Daten auf den 1. Februar, den 1. Mai, den 1. August und den 1. November.

Diese acht Stationen galten als sakrale Zeiten, als Zeiten der Metamorphose, des Übergangs, der Auflösung der kosmischen Ordnung und des Chaos. So stellte zum Beispiel der Maivollmond den Wechsel zwischen der alten Ordnung des Wintergottes und den neuen Satzungen des Sommergottes dar. In diesem »Weder-dies-noch-Das« wanken die festen Gesetze. Tabubruch – außereheliche Liebe, Transvestismus, der Ausflug in Wahnsinn und Rausch – blieb ungestraft. In solchen Grenzsituationen kommen die »Andersweltlichen«, die Götter, Geister, Elfen, Elementarwesen und auch die Pflanzendevas, näher und erscheinen den Menschen. In dem jungen Paar, das als Maibraut und -bräutigam auserkoren wurde, sah man nicht bloß verkleidete Sterbliche, sondern menschgewordene Götter. Desgleichen am Novembervollmond: In den Kindern, die sich als Geister und Gespenster verkleiden und um Gaben betteln, verkörpern sich die Totengeister.

Und genauso, wie es den Übersinnlichen möglich ist, zu diesen günstigen Zeitpunkten ins Diesseits einzudringen, gelingt es den Menschen, in die Zauberwelt der Jenseitigen zu gelangen. An solchen Tagen kann man »fliegen«, hellsehen und Inspirationen empfangen. Schamanistische Techniken – Trommeln und Tanzen, Schlafentzug, orgiastischer Sex und der Gebrauch von Pflanzen, die fähig sind, die Seele aus dem leiblichen Gefüge zu lösen – kamen diesem Anliegen entgegen.

Für Heiler und Kräuterkundige waren diese »Hexenfeiertage« Momente, um mit den Pflanzengeistern zu kommunizieren. Überhaupt markiert dieser alte achtteilige Kalender die wichtigsten Momente des Heilkräuterbrauchtums.

1. Lichtmeß, Fest der Brigit, Imbolc

Anfang Februar beziehungsweise zum Februarvollmond erscheint die Vegetationsgöttin als weiße, im hellen Lichtglanz erstrahlende Jungfrau. Brigit war ihr altkeltischer Name, und sie galt als Muse der Dichter, Zauberer (Schmiede) und wurzelkundigen Heiler.

Die Sonne, die sich in den langen Winternächten wie ein schlafender Bär tief im Schoß von Mutter Erde erneuert hat, gewinnt erneut an Kraft. Das Land liegt noch unter einer Schneedecke verborgen, und nichts scheint sich in der Natur zu rühren. Und doch: Angeregt durch die zarte Berührung der Lichtgöttin beginnt der Saft in den Bäumen zu fließen, und überall, verborgen unter Laub und gefrorener Erde, keimen die Samen.

Auch den Bären weckt sie. Brummend kommt er aus seiner Höhle und schnuppert nach draußen. Ist ihm das Licht zu grell, verzieht er sich wieder und bleibt noch weitere vierzig Tage, bis zur Tagnachtgleiche, in seinem Versteck. Das Tier mit dem zotteligen Fell, unter dem lauteres Gold verborgen ist (man erinnere sich an das Märchen von Schneeweißehen und Rosenrot) verkörpert die Sonne. Die megalithischen Bauern sahen in ihm einen »Vegetationsdämonen«, den Gefährten der Pflanzengöttin.

Für die Menschen war der Februar eine Zeit der Reinigung. Häuser und Ställe wurden mit dem Reisig der Birke, dem Baum der Brigit, ausgefegt. Jung und alt nahm Schwitzbäder, trank dazu den reinigenden, verjüngenden Birkensaft und »quiekte« (schlug) den Leib mit Birkenbesen, um den inneren Winter zu vertreiben. Die Menschen schwitzten, wie die Erde, die sich um diese Zeit ebenfalls langsam aus der Erstarrung löst und deren Gewässer wieder zu fließen beginnen.

Heute wird das Brigitsfest als Mariä Lichtmeß gefeiert, das Fest, an dem in den Kirchen die Kerzen geweiht werden. In Irland, wo noch viel altkeltisches Brauchtum lebendig ist, werden aus Binsen und Weiden rechtsdrehende Brigitskreuze (bride's crosses) geflochten, als

Sonnensymbole angezündet und in den Februarhimmel geschleudert.

2. Frühlingsäquinoktium

Der nächste markante Punkt im Jahreskreis ist der 21. März, der Tag, an dem Tag und Nacht genau gleich lang sind. Um diese Zeit suchten die Frauen die ersten grünen Kräuter, die auf den Wiesen und Äckern hervorsprießen. Die »grüne Neune« – Brennessel, Scharbockskraut, Hopfentriebe, Wasserkresse, Giersch, Gundermann, Wiesenschaumkraut und andere vitaminreiche Kräuter – wurde gesammelt und zu einer grünen Suppe, einer der Göttin geweihten Kultspeise, gekocht. Auf diese Weise verbanden sich die Menschen mit der unbändigen Lebenskraft, welche die Natur erneut durchpulst und begrünt. Die Speise wirkte wie ein Wunder: Die Frühjahrsmüdigkeit verflog, und der böse Scharbock (Skorbut), der den Gliedern die Kraft nahm, die Zähne locker machte und die Gaumen bluten ließ, war gebannt.
Vielerorts wurde um diese Zeit der lästige alte Winter ausgetrieben. Oft wurde er als Strohpuppe verbrannt. Es fanden Flurumgänge statt, um den Frühling zu begrüßen. Dabei trug man frisches, grünes, auf Haselzweige und Holunderstäbe aufgestecktes, Laub. Haselzweige, mit denen Sensitive noch heute Wasseradern aufspüren, galten einst als Vermittler von Energieströmen, die von der jenseitigen Welt, von den Ahnen und Göttern ausgehen. Der Holunder, in dem sich die Hausgeister gern aufhalten, war der Frau Holle heilig.
Viele der Vegetationsbräuche unserer heidnischen Vorfahren, etwa die »Gründonnerstagssuppe«, das Binden von »Palmen« und die Flurumgänge, wurden von den Christen übernommen und leben heute noch.

3. Maifeiertag

Die Kelten nannten das Wonnefest um den Maivollmond *Beltene*, denn es ist die Zeit, in der sich der Sonnengott Bel, (Belenos, »der

Strahlende«) – die Germanen nannten ihn Baidur – mit der schönen Vegetationsgöttin vermählt. Die mit duftenden Frühlingsblumen geschmücke Braut lädt alle Geschöpfe ein, das Hochzeitsfest mitzufeiern.

Ein Baum, den die Burschen aus dem Wald holen, wird bis auf einige grüne Wipfeläste geschält und aufgestellt. Der glatte Stamm, der einen mit blutroten Bändern, Blumen, Eiern und anderen Opfergaben geschmückten grünen Kranz durchragt, symbolisiert den Sonnenstrahl, der die blühende Vegetation durchdringt und belebt. Ähnlich dem indischen *Linga* stellt er zugleich den Phallus dar, der die heilige *Yoni* der Göttin in dieser Hochzeitsnacht befruchtet. Die mit Opferblut gefärbten Bänder symbolisieren das Ende ihrer Mädchenzeit.

Mensch und Natur nehmen teil an dem Hochzeitsfest. Die Bienen summen, die Vögel zwitschern vergnügt, und die Menschen tanzen fröhliche Reigen um den Maibaum. Es wird geschmaust, und früher wurde unter freiem Himmel, auf Betten aus duftenden, blühenden Kräutern – Waldmeister, Quendel, Klee, Labkraut – gekost und geliebt. Die Germanen nannten diese aromatischen Kräuter »Freyas Bettstroh«; nach der Bekehrung wurden sie als »Marias Bettstroh« bezeichnet. Auf eine solche Kräutermatte wurden auch die Wöchnerin und ihr Kindlein gebettet, denn nicht nur die Liebe, sondern auch die Geburt und andere Frauenangelegenheiten waren Freyas Bereich.

Man trank berauschende Biere, die mit würzigen und halluzinogenen Kräutern wie Bilsenkraut und Waldmeister versetzt waren. Moderne Wissenschaftler bezeichnen diese psychedelischen Kräuter als *Entheogene*, weil sie der Seele erlauben, mit dem Übersinnlichen zu verschmelzen. Sie bewirkten, daß die Gottheiten, die Blumengöttin und der Sonnengott, jedem Feiernden innewohnen konnten. Zwar wurde immer das schönste Paar als »Maikönigin und Maikönig«, als Repräsentanten der Göttin und des Gottes auserkoren, aber dank des psychedelischen Bieres verkörperten sich die Göttlichen in jedem Feiernden.

Das giftige *Bils*enkraut (die mittelalterlichen Hexen rührten es noch in ihre Flugsalben) hieß bei den keltischen Galliern *Bilisa*, bei den Germanen *Bilene, Belene* und bei den Slaven *Belena*. Diese Bezeichnungen scheinen alle auf den Sonnengott Bel zurückzugehen und auf die indogermanische Wurzel *bhel*, die sowohl »magische Kraft« als auch »schwellen, aufblasen, blühen« bedeutet (*Marzell II 1972:927*).

Mit dem Waldmeisterkraut, das im Mai weiß blüht, wird noch so manche Maibowle gewürzt. Besonders sensitive Menschen berichten, daß das Kraut, wenn es dem Wein in größeren Mengen beigefügt wird, Waldgeister und Elementarwesen sichtbar machen kann.

Das Maifest Beltene, das für die Kelten die Grenze zwischen der dunklen und der hellen Jahreshälfte darstellte, war die bevorzugte Zeit für den ersten Weideaustrieb. Die Rinder wurden zwischen zwei reinigenden Feuern ins Freie getrieben. Auch für die Menschen war es ein Fest der Reinigung, ein Bade fest. Der ganze Schmutz, der sich in den Wintermonaten angesammelt hatte, wurde weggewaschen. Verjüngende Lenzkräuter wurden mit ins Bad gegeben. Und bei Sonnenaufgang wälzte man sich im belebenden, frischen Tau.

4. Sommersonnenwende

Der Höchststand der Sonne ist erreicht. Die Vegetationsgöttin, die im Februar als weiße Jungfrau erscheint und im Mai als Sonnenbraut, geht nun schwanger. Wogende Ährenfelder, blühende Wiesen und die satten Sommerwälder bilden ihren süßen Mittsommernachtstraum. Die ganze Natur träumt mit ihr der Erntezeit entgegen: Samen, Obst, Beeren, Nüsse, Getreide wird sie in unendlicher Fülle hervorbringen.

In diesen Traum gehören auch jene Kräuter, die das im Übermaß einströmende kosmische Licht aufsaugen und es in ihren Geweben als ätherische Öle anreichern. Diese Mittsommerblüher erweisen sich als besonders heilkräftig. Noch immer binden die Bäuerinnen im alpenländischen Raum den »Sonnenwendbuschen«. Hartheu, Thymian, Frauenmantel, Heublumen, Holunderblüten, Bergwohlverleih, (Arnika), Minze, Ringelblume, Schafgarbe, Tausendgüldenkraut und viele mehr gehören zu den »Johanniskräutern«.

Johanniskräuter waren einst dem Sonnengott geweiht, dem milden Bel oder Baldur. Die Sonnenwende ist der Höhepunkt und gleichzeitig der Ausklang seiner Herrschaft, denn von jetzt an werden die Tage wieder kürzer. Bel/Baldur, vom tödlichen Mistelzweig getroffen, war verwundet und verlor an Kraft – so die archaische Mythologie. In mystischer Partizipation opferten die archaischen Pflanzervölker einen menschlichen Repräsentanten des Sonnengottes. Elemente dieser imponierenden Mittsommersymbolik wurden von den Kirchenvätern übernommen. Der geköpfte Johannes tritt an die Stelle des geopferten Sonnengottes. Aus den Blutstropfen des Enthaupteten entstehen die heilsamen Duftkräuter. Im gelbblähenden Johanniskraut (*Hypericum*) ist dieses heilige Blut sogar enthalten. Drückt man die Blütenknospe zwischen den Fingern, quillt ein roter »Blutstropfen« hervor.

Das heidnische Mittsommerfest dauerte, genau wie das im Jahreskreis gegenüberliegende Mittwinter fest, volle zwölf Tage. Zwölf Tage lang wurde musiziert, getanzt, gescherzt und mit Bilsenkraut versetztes Zaubergebräu geschlürft. Auf letzteres gehen wohl die unverwüstlichen Gerüchte zurück, die besagen, daß in der Johannisnacht der Farn bunte Blüten treibt, die aber sofort versamen, und daß man unter der Beifußpflanze um Mitternacht brennende Kohlen findet, die demjenigen, der den Mut hat, sie zu packen, Glück bringen. Auch die Elfen und Naturgeister gehen um, und die Göttin selbst mischt sich unter die Feiernden.

In den Sonnwendnächten schlief man unter freiem Himmel, auf einem Bett aus Beifuß und anderen würzigen Kräutern. Mit Kränzen

aus blühenden Gundeireben und Margeriten im Haar und einem Beifußgürtel um die Hüften sprang man über das Mittsommerfeuer in die zweite Jahreshälfte. Wie keine andere Pflanze war der Beifuß (*Artemisia vulgaris*) das Gewächs der Großen Göttin. Es gehörte der Frau Holle und ihrer Gans, der wilden Artemis, der Parvati im Himalaya und anderen Theophanien der Göttin. (*Storl 1996:45*)
Das aus würzigem Beifuß bereitete Bett der Göttin gab es noch lange. Die Volksfrömmig des Mittelalters machte es zum »Johannisbett«, zur Lagerstätte, auf der einst der Täufer in der Wüste geschlafen hatte. Der Beifußgürtel, mit dem die Feiernden über das Feuer sprangen, wurde zum »Johannisgürtel«.

5. Augustmond, Lugnasad
Rund vierzig Tage nach der Sonnenwende, um den Vollmond im heißesten Monat des Jahres, findet das nächste Fest statt. Die Göttin ist nun die Matrone mit dem Füllhorn, die den Erntesegen über das gesegnete Land schüttet. Ihr Gefährte, der Sonnengott, erscheint nun nicht mehr in der Gestalt des anmutigen Bel/Baldur, sondern in der des feurigen *Lug*. Er ist es, der das Werden und Wachsen vollendet, derjenige der alles meisterhaft zur Reifung und Vervollkommnung bringt. Als »Meister aller Künste« verehrten ihn die Kelten. Er ist dem klugen skandinavischen Feuergott Loki verwandt, der die Herrschaft Baldurs beendet und die Götterdämmerung als universale Schicksalsvoll endung einleitet.
Die Kelten nannten den mit mächtigen Freudenfeuern zelebrierten Anfang der Erntezeit *Lugnasad*, das »Festspiel des Lug«. Die Angelsachsen nannten das Fest *Lammas* (*Hlaf* = Leib, Brotlaib, *mas* = Messe, Fest), denn nun ernteten die Bauern das in der Augusthitze gereifte Getreide.
Nicht nur Getreide und Obst erlangten während der Herrschaft Lugs Reife und höchste Qualität, sondern auch die Heilpflanzen. Diese wurden während der Neumondtage von Frauen gesammelt und der

Großen Göttin geweiht. Noch immer binden die Landfrauen im Allgäu und in anderen Rückzugsgebieten ihre Kräuterbüschel während der »Frauentage« zwischen Mariä Himmelfahrt (15. August) und Mariä Geburt (8. September). Eine symbolträchtige Anzahl von 7, 9, 77 oder gar 99 Kräutern gehört in den Strauß. Es sind jene Heilpflanzen, die das ganze Jahr über gegen Krankheit, Blitzschlag und Zauberei in Haus und Stall benötigt werden.

6. Herbstäquinoktium

Das Herbstäquinoktium, die nächste Station des Jahreskreises, fällt in die fortschreitende Erntezeit. Auch hier werden Erntedankfeste gefeiert. Die Gaben der Erde werden feierlich zur Schau gestellt und den Göttern geweiht.

7. Die Totenzeit, Samain

Samain ist der keltische Name für Pluto oder Hades. Er ist der schwarze, unerbittliche Totengott, sozusagen die schwarze Sonne, die im November ihre Herrschaft antritt. Er ist die Asche aus der erloschenen Glut Lugs.

Die Göttin, nun alt und grau geworden, zieht sich zurück in ihr unterirdisches Reich. Als Totengöttin waltet sie dort über die Samen und Seelen.

Samain ist Jagdzeit, die Zeit der Hirschhatz. Der lichte Sonnengott wird in Gestalt eines Hirsches von dem dunklen Jäger zur Strecke gebracht. Die Hubertuslegende ist eine mittelalterliche Ausgestaltung dieses uralten Mythos.

Haselnüsse gehören zu den letzten Früchten, die geerntet werden. Der Haselstrauch galt als Vermittler der Energien, die zwischen dem Jenseits und dem Diesseits fließen; seine Nüsse eignen sich als Nahrung für die Toten, die nun in Scharen die Welt der Lebenden heimsuchen. Auch die Schlehen, die im Frost an den kahlen Dornenzweigen des Schlehdorns süß werden, können noch geerntet werden.

Der graue, bittere Beifuß ist die letzte Heilpflanze, die gesammelt werden darf. Ansonsten sind nach dem Samainfest alle Pflanzen *pucca* – unrein, vom Hauch des Todes berührt und deswegen: tabu. Nur die Mistel, die sich weder mit dem Erdboden verbindet noch den Sonnenrhythmus achtet, die im Winter grünt und ihre Schleimbeeren hervorbringt, kann noch geholt werden.
Zum Samain-Vollmond reiten die Hexen aus, und die Totengeister rütteln an den Türen und Fensterläden. Im Christentum überlebt das Samainfest als Allerheiligen und Allerseelen.

8. Wintersonnenwende

Die dunkelsteNacht des Jahres wurde einst Mutternacht genannt, denn nun wird der Sonnengott, der Geliebte der Göttin, tief im Schoß der Erde neu geboren. Mit ihm wird das Lebenslicht erneuert. Es ist eine Zeit der Stille, der Besinnung. Der im Sternenglanz erstrahlende kosmische Baum (der Schamanenbaum, die Himmelsleiter), unter dem das Lichtkind geboren wird, offenbart sich der inneren Schau. Tannengrün schmückt die Räume. Es wird mit Beifuß, Wachholder und an deren duftenden, reinigenden Kräutern geräuchert.
Der hier nur andeutungsweise skizzierte Ritualkalender der Ureuropäer ist nicht ungewöhnlich. Alle traditionellen Völker teilen das Jahr in Sakralräume ein. Maßgebend ist dabei immer der mit den Sonnen- und Mondrhythmen verbundene Vegetationszyklus. Das war selbst bei Großwildjägern der Fall, etwa bei den Cheyenne, deren Jahresrhythmus von den Präriegräsern geprägt wurde. Wenn sich im Frühsommer das weite Land in ein wogendes Gräsermeer verwandelte und die Büffel sich in riesigen Herden zusammenrotteten, versammelten sich auch die sonst versprengten Sippen im großen Sommerlager. Es wurden »Vermehrungsfeste« für die Pflanzen und Tiere gefeiert. Ohne die Gebete und Opfer würde das Land austrocknen. Um sich erneut mit den Geistwesen, die den Stamm führen, zu verbinden, wurde der Sonnentanz veranstaltet. Erst danach fand die

große gemeinsame Büffeljagd statt. Die Frauen bereiteten Trockenfleisch und Pemmican, eine Kraftnahrung aus Büffelfett und Beeren, für den bevorstehenden Winter zu. Im Spätsommer, wenn die Steppe auszutrocknen begann, zerstreuten sich die riesigen Büffelherden, und auch die Indianer zogen weiter, jede Familie für sich, an geschützte Orte, wo es Wasser, wilde Nahrungspflanzen und Holz für den Winter gab.

Der Gang durch die vier Elemente

Was poetisch als Wandel der Pflanzengöttin durch die acht Stationen des Jahreskreises beschrieben wird, kann auch ganz anders dargestellt werden, nämlich als Wechsel der Vorherrschaft von einem zum anderen der vier klassischen Elemente.

Im Winter, von Samain bis Lichtmeß, ruht die Vegetation. Sie verharrt in die dunkle Erde gebettet als Samen oder Knolle, klammert sich als Rosette so dicht wie möglich an die Bodenoberfläche oder ballt sich fest zur samenkornähnlichen Knospe zusammen. In diesem Ruhezustand ähneln die Pflanzen den Mineralien. Vor allem Stärke, Salze und Mineralien machen ihre chemische Beschaffenheit in dieser Periode aus. All das entspricht dem Elementarzu stand *Erde*.

Mit der Schneeschmelze zwischen Imbolc und Beltene saugen sich die Samen mit erquickendem Wasser voll, keimen, sprießen und sprossen. Mit dem Ergrünen beginnen die jungen Triebe sofort wasserlöslichen Zucker (Glukose) zu produzieren. In diesem Zustand des fließenden Wachstums dominiert das Element *Wasser*.

In den langen lichtgesättigten Tagen des Sommers, zwischen Beltene und Lugnasad, blühen die meisten Gräser und Kräuter. Süßer Nektarduft und – für Heuschupfenleidende weniger erfreulich – ganze Wolken von

Blütenstaub schwängern die milde Sommerluft. Die Pflanzenchemie erhält nun einen neuen Impuls. Komplexe Molekularverbindungen, vor allem ätherische Öle und pflanzliche Pheromone werden synthetisiert. Die der Sommerbrise und dem Licht hingegebene Pflanzenwelt wird von den Bildekräften des *Luft*- und *Licht*elements dominiert.

Nach Lugnasad kommt die reifende, dem vegetativen Wachstum ein Ende setzende Kraft des *Feuers* zum Zuge. Chemisch findet das seinen Niederschlag sowohl in der Bildung von Eiweißen und schwereren, fettigen Ölen in Samen und Nüssen als auch in der Ansammlung von Fruchtzucker im Obst.

Jahreszeit	**Element**	**Stoff**
Frühling	Wasser	Glukose
Sommer	Luft	ätherische Öle, Pheromone
Herbst	Feuer	Eiweiß, fettige Öle Fruchtzucker
Winter	Erde	Stärke, Mineralien

Planetenleiter

Pflanzen wie die Herbstzeitlose oder die Nieswurz fallen zwar ganz aus diesem Schema; sie blühen im Winter und geben sich eigenartigen Stoffesverwandlungen hin. Das macht sie besonders giftig oder auch besonders heilkräftig. Auch die Vegetation der Tropen folgt anderen Rhythmen (Regenzeit, Trockenperiode usw.), die aber ebenfalls von kosmischen Periodizitäten vorgegeben werden. Die meisten Pflanzenarten unserer Breiten halten sich jedoch an das hier illustrierte Entwicklungsschema.

Dieser Gang durch die Elemente offenbart sich als ein ständiges Werden und Vergehen, als Prozeß des Aufbaus und des Abbaus. Der Aufbau findet vor allem in der ersten Jahreshälfte statt, der Abbau in der zweiten. Dem Wachstum vom unterirdisch keimenden Samen bis hin zur Blüte steht das Vergehen, das Welken und Versamen gegenüber. Es lohnt sich, diesen Vorgang etwas näher, und zwar aus einer ganzheitlichen Perspektive zu betrachten. Bei diesen Ausführungen stütze ich mich vor allem auf die Vision des Arthur Hermes. (*Storl 1990:50*)

Es wurde schon erläutert, daß die Pflanzendevas ihre Urbilder in den Fixsternen haben. Um zu inkarnieren, um irdisch zu werden, müssen sie sich mit der Materie verbinden. Mutter Erde ist es, die die geistigen Urbilder in ihrem dunklen Schoß empfängt und ihnen lebendige Verkörperung ermöglicht. Die Devas strahlen ihre unsichtbaren, geistigen Formkräfte von den Sternen auf die Erde hinab. Die Mineralien und Kristalle im Erdboden wirken dabei als Attraktoren. Schon die babylonischen Magier und die jüdischen Kabbalisten wußten um die okkulten Sympathien und Korrespondenzen zwischen den fernen Fixsternen und den Mineralien und Edelsteinen tief in der Erde. Die Mineralien resonieren mit den einströmenden Sternenenergien und leiten diese an die Wurzeln der Keimlinge weiter. Noch im Mittelalter galten die im Winter herabrieselnden Schneekristalle als sichtbares Zeichen der vom Himmel herabströmenden Kräfte, die sich dann im Pflanzenwachstum und in der Ernte des kommenden Jahres offenbaren.

Auf dem Weg vom Sternenzelt hinab zu Mutter Erde durchstrahlen die pflanzlichen Urbilder die sieben Planetensphären. Bildhafter ausgedrückt: Die Pflanzengeister klettern die Himmelsleiter, deren Sprossen die Planeten sind, ins physische Dasein hinab. Oder noch anders gesagt, die Pflanzen durchwandern auf ihren Weg in die Inkarnation die Reiche der Planetengötter. Angefangen mit *Saturn*, der an der äußersten Grenze der sichtbaren Wandelsterne seine Bahn zieht, führt der Weg über

Jupiter, Mars, die *Sonnen*sphäre, *Venus*, *Merkur* und den erdnahen *Mond*, zur Erde hinab.

Jeder Planetengott beschenkt die Pflanzenkinder auf seine Weise mit Farben, Düften, geometrischen Mustern und anderen Eigenschaften. Jeder Planet bündelt und verstärkt bestimmte Energien und blockiert andere. Nach Ansicht der alten Alchimisten und Gelehrten verleiht Saturn ihnen »Milzkräfte«, Jupiter »Leberkräfte«, Mars »Blutkräfte«, die Sonne »Rhythmus und Herzkräfte«, Venus die »Kräfte der Drüsen«, Merkur »Lungenkräfte« und der Mond »Fortpflanzungskräfte«. Auf diese Weise gestaltet sich der astrale und ätherische Körper der Pflanze. Auf diese Weise bekommt die Pflanze auch ihre ganz spezifischen Heilkräfte. Das von Mond und Jupiter besonders geprägte Schöllkraut wird zum Leberheilmittel, die von der Venus geprägte Birke reinigt Nieren und Harnorgane, und die Brennessel erhält vom roten Mars ihre blutbildenden Eigenschaften.

Erst wenn der Pflanzengeist die Mondsphäre verläßt, ist die physisch-materielle Manifestation des Pflanzenwesens möglich. Im feuchten, mondhaften Humus keimt es und beginnt sein irdisches Dasein. Aber dieses In-Erscheinung-Treten stellt zugleich einen Wendepunkt dar. Kaum hat die Pflanze ihre zarten Keimblätter entfaltet, wächst sie schon wieder unerbittlich ihrem Ende entgegen. Sie klettert – diesmal für unsere Augen sichtbar – die Planetenleiter empor und verschwindet, entkörpert, in die Fixsterne.

Wie sieht die Rückkehr zu den geistigen Urbildern aus? Folgen wir der Pflanze Schritt für Schritt die Sprossen der Planetenleiter empor. Im Mond entfalten sich die Keimblätter, und das grüne Chlorophyll, das »Auge« und die »Lunge« der Pflanze, sieht zum ersten Mal das Licht des Diesseits und atmet die diesseitige Luft. Das weitere Wachstum gleicht einem in Zeitlupe gedrehten wirbelnden Tanz. Um den zentralen Sproß kreisend, strebt die Pflanze dem Himmelslicht zu, während ihre Wurzeln saugend und tastend ins Erdreich hinabdringen. Diese von Goethe entdeckte »Spiraltendenz«, die nach oben schraubende Anordnung der Knospen und Seitentriebe um dem Haupttrieb herum, ist das getreue Abbild der Planetenbewegung in bezugauf die Sonnenbahn. (Vom geozentrischen Standpunkt aus gesehen umwirbeln die Planeten die in gerader Linie verlaufende Ekliptik.)

Der Durchgang durch die Merkursphäre offenbart sich im schnellen Emporschießen der Frühlingstriebe und in der rapiden Entfaltung des Laubs. In der Venussphäre – sie entspricht kalendarisch der Maienzeit – sind die Blätter voll entwickelt, und die Pflanze beginnt zu blühen. Blüten und Fruchtblätter sind die Gabe der Venus.

Die wachsende Pflanze wirbelt im abwechselnden Rhythmus von Systole (Zusammenziehen) und Diastole (Ausdehnen) dem Zenit entgegen. Botaniker sprechen vom Heliotropismus. An jedem Knoten verlangsamt sich das Wachstum. Die Pflanze hält momentan inne und konzentriert ihre Kraft erneut. Dann streckt sie sich wieder explosionsartig in die Höhe, bis sie erschöpft am nächsten Knoten wieder eine Pause macht. Dieses rhythmische Stauen und Fließen gleicht unserem Ein- und Ausatmen. Es gleicht aber auch den traditionellen Reigen, die unsere Vorfahren in Einstimmung auf das Pflanzenwachstum um den Maibaum oder um die Dorflinde tanzten. Die Systole gleicht dem Schritt zurück, den die Tänzer machen, um dann zwei oder drei Schritte weiterzuspringen.

In jeder Systole besinnt sich die wachsende Pflanze auf ihre Anfänge, sie rekapituliert das Mondstadium ihrer Entwicklung. An den Knoten bilden sich oft Adventivwurzeln, die, wenn sie den Erdboden berühren, tatsächlich anwurzeln – beim Drüsigen Springkraut kann man das besonders leicht erkennen.

Wenn die Pflanze in ihrem Wachstum die Sonnensphäre erreicht, findet eine wahrlich große Metamorphose statt. Das Längenwachstum staut sich plötzlich. Das rhyhthmische Pulsieren des Zusammenziehens und Ausdehnens bleibt auf horizontaler Ebene bestehen. Die Pflanze blüht. Die Blume ist das von der Sonne bereitete, durchlichtete, duftende Hochzeitsbett des Pflanzenwesens.

Der Venusimpuls öffnet die Blütenknospe. In den bunten Blütenblättern streckt sich das Pflanzenwesen noch einmal diastolisch aus, im Fruchtknoten ballt sie ihre Lebenskraft an einem Punkt konzentriert zusammen. Auf dem Blütenboden neben dem Fruchtknoten strecken sich die Staubblätter unter dem Einfluß des Mars diastolisch aus, um sich dann ebenfalls in den Pollenkörnchen auf radikalste Weise systolisch zu konzentrieren. Ätherische Öle und süßer Nektar bilden sich in der Blüte. Es sind die Hochzeitsgeschenke des Sonnenfeuers und der obersonnigen Planeten.

Mit dem Durchgang durch die Venus/Sonnen/Marssphäre ist der Höhepunkt der pflanzlichen Verkörperung erreicht. Nachdem Wind, Bienen oder Schmetterlinge die Befruchtung besorgt haben, bewegt sich das Pflanzenwesen in die Jupitersphäre hinein. Das Blütenfeuer erlischt. Der reiche Götterkönig Jupiter hüllt die reifende Frucht in saftig süßes Fruchtfleisch. Dem Laub, das allmählich seine grüne Lebenskraft einbüßt, verleiht er ein sattes Gelb, Orange und Rot. Was einst ungestüme Wachstumskraft war, verwandelt Jupiter in Zucker und Eiweiß, die sich in Frucht und Samen konzentrieren. Er salbt das Pflanzenwesen vor der Vollendung seiner Erdenreise mit schweren Ölen (Olive, Nüsse) oder harzigem Balsam. Die Pflanze gleicht nun dem Sannyasin oder dem buddhistischen Mönch im Saffrangewand, der ebenfalls der Welt der äußeren Erscheinung den Rücken kehrt und auf Heimkehr zum geistigen Ursprung bedacht ist.

Nun erreicht das Pflanzenwesen erneut die Schwelle zu den Urbildern, die Saturnsphäre. Saturn befreit die Pflanze von allem, was sie mit dem materiellen Dasein verbindet. Nun erfriert sie im saturnisch kalten

Winterwind. Sie wird grau, spröde und zerfällt, von Pilzen und Bakterien verdaut zu Staub und Humus – bis auf die winzigen Samen, die wie altes Karma als Kristallisationspunkte für künftige Inkarnationszyklen im Mutterschoß der Erde oder im Sack des Sämanns Saturn (er ist der Weihnachtsmann mit seinem Sack voll Nüssen, Äpfeln und Getreidekuchen) zu rückbleiben. Der strenge Planet entläßt die Pflanzenwesen aus der Welt der Erscheinungen und weist ihnen den Weg zu den Fixsternen. Im neuen Zyklus wird er der erste sein, der sie wieder begrüßt.

Auch der Mensch wandert diese Planetenleiter vom Jenseits ins physische Dasein herab und wieder hinauf. Auch er durchwandert die makrokosmischen Planetensphären. Er tut dies jede Nacht unbewußt im Traum und unwiderruflich, wenigstens bis zur nächsten Inkarnation, wenn er stirbt. Woher wissen wir das? Schamanen und Visionäre in allen Kulturkreisen haben davon berichtet, denn sie machen diese Reise bei vollem Bewußtsein. Die Bilder, mit denen sie diese Wunder beschreiben, sind allerdings von Kultur zu Kultur verschieden. Einmal ist es der kosmische Baum, auf dessen Ästen sie hinaufklettern oder wie Vögel flattern; mal ist es die Jakobsleiter; heutzutage ist es oft ein UFO, das sie durch die Sphären trägt; mal sind es Engel, mal Götter, mal magische Tierwesen oder »Außerirdische«, die ihnen dort begegnen. Wenn die Sphärenwanderer darauf eingestimmt sind oder demütig darum bitten, können sie auch den Pflanzendevas dort begegnen. Wenn sie wirklich starke Schamanen sind und sehr hoch fliegen können, werden sie mit den Devas reden können wie mit jedem anderen Ich-begabten Wesen. Und wenn sie von Mitleid und Liebe bewegt werden wie Buddha, werden sie Heilwissen von dort mitbringen.

Gattungsseele

Wenn wir vom Geist- oder Seelenwesen der Pflanze sprechen, muß uns klar sein, daß dies nicht individuell wie beim Menschen zu verstehen ist. Schon Aristoteles hatte erkannt: »Jede Pflanze hat nur eine Seele, und dennoch leben Pflanzen fort, wenn man sie teilt. Demnach scheinen die Geteilten dieselbe Seele zu haben.« Der Löwenzahn hier am Zaun hat also keine andere Seele als der Löwenzahn dort auf der Wiese. Alle Löwenzähne haben teil am Löwenzahnurbild, sie alle teilen sich denselben Geist, die selbe Seele. Es handelt sich um eine Art Gattungsgeist, der mit jedem einzelnen Mitglied der Art verbunden ist, der die ganze Art »überstrahlt«. Das göttliche Löwenzahnwesen ist also mit allen Löwenzähnen verbunden, es erfährt alles, was den kleinen Löwenzähnen auf der ganzen Erde passiert. Es freut sich, wenn sich jemand an dem blühenden Goldgelb einer Löwenzahnwiese erfreut, wenn ein Kind Pusteblume spielt und weniger, wenn der Besitzer eines manikürten englischen Rasens es als Unkraut verflucht. Es ist froh, wenn sich jemand am vitaminreichen, schmackhaften Löwenzahnsalat ergötzt, die Wurzel als Kaffeezusatz röstet oder mit dem Kraut eine entschlackende, harntreibende Frühjahrskur macht. All das ist Teil des Dialogs. Die Gedanken, die Achtung, die Bewunderung und die Aufmerksamkeit, die wir ihm schenken, sind Nahrung für den Löwenzahngeist.

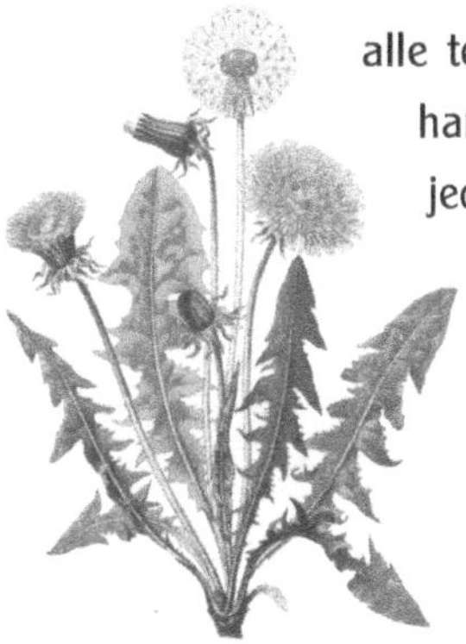

Am Anfang haben wir die *Taittireya-Upanischade* zitiert, wo es heißt »alles ist Nahrung«. Pflanzen sind unsere »Nahrung«, indem sie sich uns in der Atemluft und als Lebens- und Heilmittel schenken. Wir entgelten es ihnen, indem wir ihnen unsere Gefühle und Gedanken »zu essen«

geben. Davon leben sie, das wirkt als Attraktor und zieht sie in die Verkörperung. Bewunderung und Aufmerksamkeit ist das Geheimnis des »grünen Daumens«, der einen Garten besonders gut gedeihen oder die Blumen auf der Fensterbank freudig blühen läßt. Die besondere Aufmerksamkeit, die der amerikanische Lügendetektorexperte Cleve Backster seinem Drachenbaum schenkte, wurde von der Pflanze reichlich belohnt. Er befestigte die Elektroden seines Polygraphen am Blatt der Zimmerpflanze und entdeckte den »Backster-Effekt«, nämlich, daß Pflanzen Gedanken lesen und Absichten wahrnehmen können! (*Tomkins/Bird 1988*)

Das Licht des Bewußtseins

Anthropologen mögen den Menschen als einen kybernetisch vernetzten Biocomputer, als Tier beziehungsweise »nackten Affen«, als einen von der Kultur geprägten »sekundären Nesthocker« oder wie auch immer auffassen – das wirklich Magische an ihm ist jedoch sein Bewußtsein. Das Licht unseres Bewußtseins bringt die Geister ins Dasein. Was immer unser Bewußtsein beleuchtet, wird gestärkt und gewinnt an Existenzkraft.

Je mehr uns die Technologie fasziniert, desto stärker manifestieren sich die chthonischen Wesenheiten, die die Griechen einst Titanen nannten, und desto stärker inkarnieren sie sich in der Gestalt von Maschinen und Elektronik. Je mehr wir von den titanischen Kräften des Magnetismus, der Elektrizität und des Atoms in Bann geschlagen werden, je weiter wir in eine »virtuelle Realität« hineinschlittern, desto weniger Energie fließt den anderen Daseinsbereichen zu: den Pflanzen und Tieren, den Elementarwesen, Geistern und Göttern. Der Prozeß ist bereits so weit fortgeschritten, daß die meisten modernen Menschen letztere ganz aus den Augen verloren haben. Weil wir ihr das Licht unseres Bewußtseins immer seltener zuleuchten lassen, kränkelt die ganze belebte Natur. Blumen, schöne Tiere, sogar der gute Ackerboden, die duftenden Wiesen, der Vogelgesang schwinden zunehmend dahin. Immer komplexere Maschinen treten in den Vordergrund und beherrschen unser Leben.

Je mehr wir uns dagegen den Göttern zuwenden, desto klarer kommen diese zum Vorschein, bis man sie – wie es in Indien noch häufig der Fall ist – förmlich auf Erden wandeln sehen kann. Je mehr wir uns unseren göttlichen Freunden, den Pflanzendevas zuwenden, desto mehr wird die Vegetation erstarken und uns Freude bereiten. Als Wanen bezeichneten die alten Germanen die mit den Pflanzen verbundenen Devas. An die Herrschaft der Wanen erinnern sich die Seher als ein goldenes Zeitalter, eine Zeit der Liebe und Eintracht, des Friedens und Wohlstands.

Wenn wir Blumen und Gräser wieder mit Entzücken betrachten und dem Wald aus echter Begeisterung unsere Lieder zusingen können, werden Artenschwund und Waldsterben bald ein Ende nehmen. Früher räumte man den Pflanzen einen großen Bereich im Bewußtsein ein, heute, den neusten Umfragen zufolge, kennt der durchschnittliche Bundesbürger lediglich nur noch sechs Arten–meistens lästige »Unkräuter«.

In allen Kulturen gab es sogenannte »Vermehrungsrituale«, die Pflanzen und Tiere in den Mittelpunkt des Bewußtseins rückten. Nur so konnte man sich versichern, daß die Lebensgrundlagen erhalten blieben. Es gab überall Schamanen, die seltene, scheue Pflanzen kannten und ihnen – sei es auch nur durch flüchtiges Betrachten – einen Platz im menschlichen Bewußtsein und damit im Dasein einräumten. Das heutige, von »Betroffenheit« zeugende, oft zitierte Schlagwort »Wir brauchen die Natur, aber die Natur braucht uns nicht« stimmt nicht ganz. Wir alle brauchen einander.

Die Schamanen, wie ursprünglich auch die Brahmanen, galten als »Weltenschöpfer«. Sie hoben die Dinge, auch die Pflanzen, aus dem amorphen Hintergrund hervor, indem sie sie aufzeigten und benannten. Mit einem »Schau, was da ist!« brachten sie sie ins menschliche Bewußtsein und machten sie zum Teil der Schatzkammer der menschlichen Kultur. Die Pflanzengeister dankten es den Sehern mit wertvollen Einsichten und Inspirationen.

Blumen mögen es, wenn wir sie dankbar pflücken, um unseren Eßtisch mit ihnen zu schmücken. Kräuter mögen es, wenn wir in ihnen einen Gesundheitsborn entdecken. Nicht das Pflücken von Blumensträußen und Sammeln von Heilkräutern hat viele Wildblumen zum Schwinden gebracht, sondern unsere Technologieversessenheit, der massive Einsatz von »Pflanzenschutzmitteln«, von Pestiziden, die die bestäubenden Insekten eliminieren. Auch die Straßenbeleuchtung – ein Ausdruck unserer Entfremdung und Lebensangst – ist für viele nachtschwärmende Insekten tödlich.

Das Sammeln, Graben und Schneiden der pflanzlichen Materie tut den Pflanzen nicht weh. Wenn das so wäre, wären wir alle Sadisten. Es wäre dämonisch, das Radischen zu zerschnipseln, die Kartoffel lebendigen Leibes zu verbrühen, das Johanniskraut abzubrechen und wie eine Mumie verdorren zu lassen. Dem Pflanzenwesen tut dies alles jedoch nichts, es rennt nicht schreiend weg, denn sein Geist und seine Seele sind nicht vollständig an seine Leiblichkeit gebunden. Pflanzengeister inkarnieren nur physisch und ätherisch. Ihr Astralleib und ihr »Ich« bleiben frei und makrokosmisch. Sie bleiben mit den göttlichen Ursprüngen verbunden. Der Mensch hingegen bringt auf dem Weg in die Verkörperung auch seine Seele und seinen Geist mit. Er bringt die Planetensphären ebenso wie den Fixsternhimmel mit in den Mikrokosmos seiner Existenz. Indem er die Pflanzen bewußt durch seine Sinnestore einläßt, werden auch sie Bewohner des Mikrokosmos. Sie wurzeln, wachsen und blühen nun in der inneren Welt des Menschen.

Jeder Mensch als Mikrokosmos ist sozusagen ein Samen des Makrokosmos, des universalen Meganthropos. Dieser Samen wird »eines Tages« zum vollen Kosmos auswachsen. Alles, was der Mensch in seiner mikrokosmischen Phase aufgenommen hat, wird Teil dieses künftigen Universums sein. Im Bewußtsein, daß das so ist, nehme ich das Beste mit, das Interessanteste. Ärger, Haß, Neid und andere Belastungen kommen nicht mit ins Gepäck, dafür aber viele schöne Pflanzen, deren Wesen Wonne und Glückseligkeit ist. So viele wie möglich nehme ich mit meinem Bewußtsein auf – Steine, Tiere und liebe Freunde natürlich auch. Und wenn die äußere Welt dann entfällt, wenn sie am »Weltenende« in Rauch und Asche oder in den wühlenden Gewässern des Chaos versinkt, sind diese Wesen noch in mir.

Holon

Wenn nun das Großmütterchen meint, es rede mit dem Pflanzengeist oder -deva, wenn es mit seiner Geranie redet, stimmt das. Zwar gibt es so etwas wie einen Geranien Deva, der alle Geranien der Welt überstrahlt, aber der ist auch als Holon in der einzelnen Pflanze enthalten, ebenso wie der Mensch in seiner genetischen Vielfalt in jeder individuellen Zelle des Körpers vorhanden ist oder das niederländische Wesen in jedem Holländer.

Blüte, Seele, Ätherische Öle

Schöllkraut
(Chelidonium majus)

Die Stufen der pflanzlichen Metamorphose waren für die Alchimisten von höchstem Interesse. Sie sahen darin göttliche Gesetze am Werk, Gesetze, die auch für andere Schöpfungsbereiche gelten, für die menschliche Seelenentwicklung ebenso wie für die Verwandlung und Veredlung der Metalle und Mineralien.

Sulfur, Merkur und Sal

Für die mystischen Laboranten ließ sich die Dynamik der Schöpfung auf drei Urprinzipien reduzieren.

Sal (Salz, Corpus) ist die Bezeichnung für das verdichtende, saugende, zusammenziehende, verfestigende, zentripetale Prinzip. In der alchimistischen Symbolik wurde es oft als Totenschädel oder Kristall dargestellt.

Sulfur (Phosphor, Animus, Anima) ist das flüchtige, auflockernde, verströmende, ausweitende zentrifugale Prinzip, das im polaren Gegensatz zu Sal steht. Sulfur wurde oft als Sonne oder als gelber Löwe dargestellt.

Mercurius (Quecksilber, Spiritus) ist das verbindende Prinzip; es vermittelt zwischen dem zusammenziehenden und auflösenden Pol. Das Symbol des Mercurius war oft ein Vogel.

Selbstverständlich lassen sich diese drei alchimistischen Urprinzipien auch im Pflanzenleben ausmachen. In den mit dem mineralischen Untergrund verbundenen Wurzeln herrscht das Sal-Prinzip vor. Die Wurzeln sind der saugende, aufnehmende, zentripetale Pol der Pflanze.

In der den Wurzeln polar entgegengestellten Blüte kommt das zentrifugale Sulfur-Prinzip am stärksten zum Ausdruck. Die Blüte nimmt nichts auf, sondern gibt sich duftend, verstäubend und anschließend versamend der Umwelt hin.

Das vermittelnde Merkurprinzip befindet sich hauptsächlich in dem grünen Blattwerk.

Die Alchimisten verstanden ihre Aufgabe darin, die Schöpfung zu verfeinern und zu veredeln. Die Natur galt ihnen als noch roh und unvollkommen. Die in der Erde langsam reifenden Metalle sollten im Labor zu edlem Gold geläutert und von groben Unreinheiten befreit werden. Indem er sich der Läuterung der Natur widmete, glaubte der Alchimist die Läuterung seiner eigenen unvollkommenen Seele zu erfahren. Also schmolz er Metalle und fügte sie, wenn die Planeten gut aspektiert waren, zu ständig neuen Legierungen zusammen. Er tat das in der Hoffnung, schließlich alles in Gold verwandeln zu können.

Auch Pflänzen holte der Urchemiker in sein Labor, löste sie in ihre Bestandteile auf und fügte sie neu zusammen, damit die vom Unrat geläuterten Heilkräfte besser zur Wirkung kommen konnten. *Spagyrik* (vom Griechischen *spagein* = trennen und *ageirein* = verbinden) nannten sie diese Kunst und verstanden darunter das Trennen und anschließende Wiederzusammenfügen von Körper (*Corpus*), Geist (*Spiritus*) und Seele (*Anima, Animus*) einer Heilpflanze. Wie das geschehen sollte, wollen wir hier etwas näher betrachten, denn es gibt uns Aufschluß über das Wesen der Pflanze.

Die Spagyriker begannen, indem sie die Heilkräuter mit Wasser in einem verschlossenen Glaskolben (*Alembic*) erhitzten und die ätherischen Öle (der flüchtige Sulfur) herausdestillierten. Wichtig war, daß das Werk bei der geeigneten Sternenkonstellation vorgenommen wurde. Die durch Wasserdampf herausgelösten flüchtigen, aromatischen Öle wurden als die »Seele« der Pflanze identifiziert. Der nächste Arbeitsgang bestand darin, die nach der Destillation verbliebene Pflanzensuppe zu vergären und den als Geist (Spiritus) identifizierten Äthylalkohol abzufangen. Der Matsch, der danach übrigblieb, wurde im Ofen (*Athanor*) kalziniert, das heißt zu Asche verbrannt. Diese Asche galt als Salz oder Körper (Corpus) der Pflanze.

Nachdem man Sulfur, Mercurius und Sal oder Seele, Geist und Körper der Pflanze voneinander getrennt hatte, konnte man sie gezielt als Heilmittel einsetzen. Parfüme, geistige Getränke, Liköre und verschiedene Heilsalze waren das praktische Resultat.

Die skurrilen Gedankengänge, die den rauchigen Alchimistenlabors entsprangen, sind nicht jedermanns Sache, und viele Annahmen, etwa, daß die Natur der Verbesserung bedürfe, können in Frage gestellt werden. Dennoch verbirgt sich hinter der verbrämten Symbolik manch tiefe Einsicht. Wir haben schon erläutert, warum man das Wurzelsystem der Flora als eine Art makrokosmischen Kopf verstehen kann. In beiden, in der Wurzel wie im Kopf Nervensystem, ist das saugende, anziehende, verdichtende, zentripetale Sal-Prinzip wirksam. Wie das Wurzelgeflecht, das die notwendigen Elemente aufspürt und aufsaugt, funktioniert unser Sinnes-Nervensystem, das ständig notwendige Informationen aufnimmt und assimiliert. Geräusche, Gerüche, Flüssigkeiten und feste Nahrungsstoffe (Geschmack) werden durch die im Kopf befindlichen Sinnestore in den menschlichen Organismus aufgenommen.

Wir haben auch schon gesehen, wie das Ein- und Ausatmen der Lungen, der Rhythmus des Herzens und das Pulsieren des Blutes sein pflanzliches Ebenbild in dem pulsierenden Wachstum und der Respiration des grünen Blattwerks hat. In beiden ist das Merkur-Prinzip tätig. Nun wollen wir uns eingehend mit dem Sulfur-Prinzip in Mensch und Pflanze befassen.

Das Sulfur-Prinzip bedeutet Auflösung, Auflockerung, Hingabe an das Umgebende, Überwindung von Grenzen und Vergeistigung. Es ist der dem Sal entgegengesetzte Pol. In der Pflanzenwelt stellt die Blüte den Sulfur-Pol dar. In der Blüte ist der vegetative Stoffwechsel beschleunigt, er wird animalischer, und es kommt zu einer kalorisch meßbaren Erhitzung. Hier im Blütenfeuer, in einer Art Verbrennungsprozeß, werden Düfte, Nektar und verschiedene Botenstoffe in die Umwelt verströmt. Hier öffnet sich die Pflanze einer für sie jenseitigen (höheren) Seinsebene, der Ebene der beseelten, astralisierten Tierwesen, den Bienen, Schmetterlingen und anderen Insekten. Hier ist der Punkt, an dem die Vitalität die Pflanze verläßt und sie farbenprächtig auflodert. Gleichzeitig ist hier der Fortpflanzungspol, der sie in einen neuen Daseinszyklus hinüberrettet.

Die Übereinstimmung mit dem menschlichen Wesen ist vollkommen. Im Menschen konzentriert sich das Sulfur Prinzip in den Aktivitäten des Unterleibs. Hier, im Darm, wird die Nahrungsmaterie aufgelöst, und in einem Verbrennungsprozeß wird die darin enthaltene Energie (meßbar als Kalorien) freigesetzt. Gleichzeitig werden schwefelige Gase und Asche (Kot) ausgeschieden. Die angrenzenden urogenitalen Organe nehmen beträchtliche Mengen der freigesetzten Energie auf und stellen sie der Fortpflanzung zur Verfügung. Sie sondern nicht nur Harn ab, sondern eine ganze Palette von Duftstoffen, die unter anderem als feinstoffliche Sexualsignale dienen. Fortpflanzung und Sexualität weisen über das Einzeldasein hinaus. Sie bewirken Ekstase, die die alltäglichen Bewußtseinsgrenzen sprengt, und bringen gleichzeitig neues, eigenständiges Leben hervor.

Polarität von Sal und Sulfur in Pflanze und Mensch

Sulfur	Sal
Wärme, Hitze	Kühle
Bewegung	Ruhe
Auflösung	Verdichtung
Vergeistigung	Verkörperung
Fortpflanzung	Sterilität

Das Tierische der Blüten

Am blühenden Pol transzendiert die Pflanze ihr vegetatives Dasein. Hier berührt sie die Tiersphäre. Sie wird animalischer, beseelter. Wie ein tierischer Organismus besitzt die Blüte kein photosynthetisierendes Lebensgrün. Sie sitzt wie ein bunter Schmetterling oder ein schillernder Käfer auf der Pflanze und ernährt sich von der ätherischen Kraft der grünen Teile. In der Blüte versucht die sonst ganz nach außen gerichtete Pflanze, sich nach innen zu stülpen. Es ist der zögernde Ansatz, ein tierhaftes Hohlorgan zu bilden. Doch dieser Schritt in Richtung Mikrokosmos übersteigt ihre Kräfte, sie stirbt ab und flüchtet in Samengestalt zurück in den vitalisierenden Schoß von Mutter Erde.

Die Blüte ist der heiße Pol der Pflanze, genau wie der Unterleib unsere heißeste Körperregion ist. Wo immer Wärme in einem lebenden Organismus auftritt, kündet sie von Astralität, von Beseeltheit. Verlieren wir unsere innere Wärme, dann sterben wir, das heißt, unsere Seele verläßt den leiblichen Mikrokosmos und wird makrokosmisch geistig. Auch bei der Pflanze ist das so. In dem Organ, in dem sie Wärme erzeugt, ist ihre Seele ganz nah. Das Blühen wird durch die unmittelbare Berührung der Pflanzenseele hervorgerufen. Und weil sie dermaßen vom Seelischen durchdrungen sind, lösen Blüten auch in uns seelische Regungen aus. Wir drücken unsere Gefühle anderen gegenüber – bei Hochzeiten, Geburtstagen, Jubiläen oder Beerdigungen – mit Blumensträußen und -kränzen aus.

Manche Blüten sind besonders heiß, etwa die der Aronstabgewächse, die mit Wärme und »tierischem« Gestank Insekten anziehen. Die höchste Temperatur wurde im *Arum orientale* gemessen: 43 Grad Celsius im Kelch bei einer Außentemperatur von 15 Grad. Der amerikanische Stinkkohl, dessen riesige Blätter die Indianer als »Kohl« aßen, blüht im kalten Februar. Seine Blüten sind so warm, daß die darauf fallenden Schneeflocken schmelzen. Die ersten winzigen, steifgliedrigen Insekten, die sich hinauswagen, finden in dem warmen Kelch Schutz vor der Kälte. Als Gegenleistung bestäuben sie die Pflanze. Der arktische Mohn und die Silberwurz, die nördlich des Polarkreises wachsen, haben weder Nektar noch Duft, sie ziehen die frierenden Kerbtierchen nur mit ihrer Wärme an.

Ein weiteres Kriterium der Beseelung ist die freie Beweglichkeit. Pflanzen können sich besser bewegen, als wir ihnen zutrauen: Umgetretene Stengel, ja sogar Baumstämme können sich wieder in die Senkrechte erheben. Kriecher wie die Gundelrebe oder die Brombeere wandern mittels ihrer Ausläufer zu Standorten, an denen sie bessere Bedingungen vorfinden. Am stärksten jedoch ist die Bewegungstendenz in den Blühorganen. Die Blütenblätter öffnen und schließen sich zu kosmisch bestimmten Zeiten. Bei der Nachtkerze ist das so markant, daß man meint, in der Abenddämmerung sei ein gelber Schmetterling seinem Kokon entschlüpft. Die Avocadoblüte öffnet sich zweimal, einmal für die reifen Staubblätter und dann ein weiteres Mal für die reifen Narben; so wird die Selbstbestäubung verhindert. Wenn ein Insekt die Staubblätter der Zimmerlinde berührt, schnellen diese hoch. Bei der Berberitze, dem Ginster oder dem Alfalfa schnellen sie nach außen. Wenn kein Insekt sie besucht, bestäuben sich viele Pflanzen selbst, indem sie die Staubfäden über die Narben krümmen. Bei der Verbreitung ihrer Samen werden die Pflanzen noch erfinderischer, was die Fortbewegung betrifft.

Manche Staubbeutel, etwa die der Erennessel oder des Berglorbeers, explodieren wie ein Büchsenschuß und schleudern den Pollen in die Luft. Blütenstaub ist übrigens so leicht, daß er zuweilen bis in die Stratosphäre getragen wird – was einige »Panspermisten« als Beweis dafür an sehen, daß das Leben von anderen Galaxien auf die Erde gekommen ist. Die Blütenstaubkörnchen bleiben über Jahrtausende stabil, so daß wir uns aufgrund von Pollenanalysen ein Bild von der Flora der alten Steinzeit machen können.

Die Bestäubung ist ein Geschehen, das ganz im Bereich des Beseelten stattfindet. Meistens sind es Insekten, aber auch Säugetiere und Vögel, die mit schmackhaftem Pollen, Nektar oder Sexuallockstoffen von der Pflanze dazu verführt werden, den Kurierdienst zu verrichten. Bei der Königin der Nacht, einem Kaktus, ist es die Vampirfledermaus, beim knallroten Trompetenstrauch ist es der Kolibri. Die Pandanus-Palme, die auf Hawaii wächst, läßt sich von Ratten bestäuben, der afrikanische Baobabbaum von Fledermäusen, und die zur Weihnachtszeit blühende Nieswurz lockt klebrige Schnecken an, um ihre Pollen weiterzutragen.

Die Seelenhaftigkeit der Blüten äußert sich auch in einem differenzierten Stoffwechsel, der Molekularverbindungen erzeugt, die sonst nur tierische Organismen hervorbringen. Darunter befinden sich Sexualhormone, die auf Insekten, aber auch auf Menschen wirken. Von der Öl weide (*Elaegnus angustifolium*) heißt es, ihr Duft sei so betörend, daß die Perser ihre Frauen einsperren müssen, wenn dieser Busch blüht. Von den Orchideen ist bekannt, daß sie mittels verführerischer Düfte und optischer Reize die Wespenmännchen derart anmachen, daß diese bis zur Ejakulation mit der Blüte kopulieren. Viele Pflanzen erzeugen Östrogene, die den Blühprozeß anregen. Tierähnliche Molekularverbindungen wie der Nervenbotenstoff Serotonin oder das Nebennierenrindenhormon Noradrenalin finden sich unter anderem in der Rautenblüte. Andererseits produzieren einige Blüten die Düfte von verwesenden Körpersekreten, Fäkalien oder Aas, um Käfer und Schmeißfliegen anzulocken. Diese Verwesungsdüfte beruhen auf verfallenden Stickstoffverbindungen, auf Aminen, die sonst nur dem Stoffwechsel von Tieren entspringen.

Das hier nur kurz Skizzierte unterstreicht die Korrespondenz zwischen dem Blüh-Pol der Pflanze und dem Verdauungs/Fortpflanzungs-Pol des menschlichen Unterleibs. Demzufolge wäre es in unserem Leib nicht etwa der Kopf, sondern der Beckenbereich, in dem sich das Seeli-sche am stärksten manifestiert. Daß dies der Fall ist, erkannte auch Sigmund Freud. Seine psychoanalytischen (zu deutsch »seelenauflösenden«) Untersuchungen legen den Schluß nahe, daß die meisten seelischen Probleme im Unterleib ihren Ursprung haben, im analen und vor allem im genitalen Bereich, und nicht etwa im Kopf. Das wußten auch schon die alten Philosophen, Astrologen und Alchimisten, die die verschiedenen Seelenfunktionen mit den sieben Hauptorganen in Verbindung brachten. Diese Organe wiederum befinden sich in Korrespondenz mit den sieben Planeten, den Verkörperungen der makrokosmischen Astralität. Dabei ist das Gehirn, das dem Mond, dem erdnächsten »Planeten« zugeordnet wird, lediglich ein Spiegel, der die Zustände der inneren Planeten, der Seele, widerspiegelt und dem alltäglichen Bewußtsein zugänglich machen kann – vorausgesetzt, man meditiert tief in sich hinein.

Die Seele sitzt tief im warmen Leib, im Herz, im Bauch, in den Nieren, nicht nur im Kopf. Der Kopf ist kalt, abstrahierend rational. Die Seele ist warm, sie arbeitet mit bunten Bildern. Wie therapiert man also eine angeschlagene, verwundete Seele, deren Pein sich früher oder später in physischen Krankheitssymptomen äußert? Die schamanistischen Heiler erzählen Märchen, singen, tanzen und stellen den Heilprozeß schauspielerisch dar. Das löst tiefe Resonanzen aus. Dazu verabreichen sie Heilkräuter, die nicht nur die allgemeine Lebenskraft stärken oder organspezifisch wirken, sondern auch in Legende und Folklore mit den Geistern und Göttern verbunden sind. Meistens werden sie als warme, duftende Tees verabreicht. Andere räuchern mit Substanzen, die reich an blütenhaften ätherischen Ölen sind. Die Düfte wirken (das haben die Aromatherapeuten inzwischen wiederentdeckt) über das archaische Riechhirn auf die tiefsten Schichten der Seele ein. Auch Edward Bach erkannte intuitiv die Verwandtschaft des Blütenhaften und der Seele. Seine Blütenessenzen sollten ja nicht somatisch wirken, sondern vor allem an den seelischen Ursachen der Erkrankungen ansetzen. (*Scheffer/Storl 2012*)

Vom Wesen der ätherischen Öle

Ätherische Öle sind Ausdruck der Sommersonnenwärme. Die Hitze und das intensive Licht begünstigen die Verwandlung von Stärke in Fette und Öle. Der Wasserstoffgehalt (H_2) nimmt dabei zu. So entwickeln die Kräuter ihre stärksten Heilkräfte.

Die keltischen Druiden assoziierten die Aromen der Heilkräuter mit Lug, dem »Meister aller Künste« (*Samildanach*). Die Glut dieses geschickten, klugen Gottes führt alles seiner schicksalsbestimmten Vollendung zu: den Sonnenlauf im Westen, das Lebenswerk des Menschen, die Ernte des schnittreifen Korns, den Fall dekadenter Fürsten. Den Pflanzen verleiht er Reife, bunte Farbe, Süße, Aroma und Heilkraft. Im Jahreskreis herrscht er in der Zeit zwischen der Sommersonnenwende und der Herbsttagundnachtgleiche. Das ist die Zeit, in der die Frauen und Kräutersammler ihre Kräuterbündel zusammenstellen. Sein Feiertag, Lugnasad, Anfang August, ist ein Feuerfest. Zu dieser Zeit steht die Sonne im Feuerzeichen Löwe. Im Jahreskreis steht dieses Fest Imbolc, dem Fest des Wassers und der belebenden Feuchtigkeit, diametral gegenüber. Als König der lichten Elfen (*Tuatha de Dana*) kämpft Lug gegen die Kräfte der Stockung, Verhärtung und Finsternis, die durch primitive, brutale Riesen (*Fumore*) dargestellt werden. Er ist der Erzengel Michael der Christen.

Die flüchtigen, ätherischen Öle, die vor allem in der Blüte gebildet werden, stehen ganz und gar im Zeichen dieses feurigen, luziferischen

Götterwesens. Wie er entziehen sie sich den schweren, feuchten, kalten, verhärtenden Elementen. Sie sind nicht wasserlöslich, verflüchtigen sich schnell, sind leicht entzündlich und brennen sehr hell, fast farblos und durchsichtig. Dem Wasser verweigern sie sich, aber sie lösen sich bereitwillig in Wachs, Fett, Alkohol, Harz und Öl auf. Das ist verständlich, weil diese Substanzen selbst dem Wärmehaften entspringen. Wegen dieser Eigenschaften wurden Heilkräuter mit ätherischen Ölen vor allem zu alkoholischen Tinkturen oder fetthaltigen Salben verarbeitet. Wenn die Kelten und Germanen Heilkräuter mit ätherischen Ölen verabreichten, ließen sie diese in heißer, fetthaltiger Ziegenmilch sieden. Noch heute werden viele Aromastoffe durch Enfleurage gewonnen, das heißt, die Kräuter werden in alte Butter gelegt, um die kostbaren Öle zu extrahieren.

Ätherische Öle sind höchst komplizierte Gemische aus vielen Komponenten, darunter Terpen-Kohlenwasserstoffe, Terpen-Alkohole, Äther, Phenole, Ester, Ketone, Aldehyde, Lactone und so weiter. Bisher wurden etliche hundert chemische Verbindungen als Bestandteile ätherischer Öle nachgewiesen. (*Schauenberg/Paris 1970:182*) Das Aroma gerösteten Kaffees besteht aus inzwischen 900 entschlüsselten Einzelkomponenten, Rosenduft aus über 400, Lavendel aus über 160, der Duft frischgebackenen Brots aus ungefähr 70 Komponenten. Bis heute ist noch kein einziges dieser Gemische bis ins letzte entschlüsselt worden. Synthetische Duftstoffe, die in billigen Parfüms und als Nahrungsmittelzusätze Verwendung finden, sind stümperhafte Nachahmungen. Nur ein kunstfertiger Meister wie Lug, »der Löwe mit der geschickten Hand«, hätte die Aromen und ätherischen Öle ersinnen können.

Die ätherischen Öle, dieses flüssig gewordene kosmische Feuer, werden in besonderen Drüsenzellen vor allem in den Blüten ausgebildet. Diese Zellen sind reich an Plasma, Dietosomen und Mitochondrien. Mitochondrien wirken übrigens als Resonanzkörper, die die feinsten

Klangschwingungen – etwa Vogelgezwitscher, das Summen von Insekten und das Singen von Mantren – registieren. Diese Öle sind keineswegs nur Abfallprodukte oder Ballaststoffe des pflanzlichen Stoffwechsels, wie früher geglaubt wurde. Sie spielen bei der Frucht- und Samenbildung der Pflanze eine hormonähnliche Rolle und ermöglichen zudem eine leichtere Ausscheidung von Giftstoffen, weil sie sich verflüchtigen und schädliche Toxine mit ausschwemmen. Auch schrecken sie viele hungrige Käfer, Raupen und Weidetiere ab, obwohl das nicht ihre primäre Aufgabe, sondern eher eine Nebenwirkung ist. Sie dienen als Sexuallockstoffe für bestäubende Insekten und als Mittel zur Kommunikation mit Nachbarpflanzen und Bodenlebewesen, bei welchen sie wachstumsfördernd oder -hemmend wirken. (*Henglein 1994:99*)

Diese feinen Öle sind aber nicht nur für die Pflanze da, sondern auch für alle anderen Lebewesen. Sie sind sozusagen das endokrine System Gaias. Aber sie sind noch mehr als das! Durch sie spricht, wie wir gleich sehen werden, die Weltenseele zu den Tier- und Menschenseelen.

Wie stark die ätherischen Öle mit kosmischen Faktoren zusammenhängen, kann man daran erkennen, daß sich, je nach Mondstand und Konstellation, die Menge und Zusammensetzung des essentiellen Öls verändert. Auch die Tatsache, daß die Blumen zu verschiedenen Zeiten duften, daß es so etwas wie eine Duftuhr gibt, deutet darauf hin. Um halb fünf verströmt die Drachenwurz ihren Duft, bei Sonnenuntergang die Linde, etwas später das Geißblatt, noch später in der Nacht kann man die schweren, betäubenden Düfte des Stechapfels oder der Tollkirsche wahrnehmen. Die Nachtkerze entläßt ihren lieblichen, an Vanillepudding erinnernden Duft genau eine halbe Stunde nach Sonnenuntergang.

Der Geruch der Weltenseele

Das Blühen ist so etwas wie ein Wendepunkt in der Inkarnation der Pflanze. In der Blüte erreicht die Pflanze die Grenze ihres physischen Daseins, sie wendet sich wieder nach »innen«, der kosmischen Seinsweise zu. Ätherische Öle begleiten ihren Rückzug in die geistige Welt, ihre Heimkehr in die Planetensphären. Sie haben mit dem Verströmen, mit Entmaterialisierung, mit Auflösung zu tun. Die Bildung der ätherischen Öle im pflanzlichen Metabolismus ist, wie Rudolf Steiner andeutet, eine Art »gestauter Verbrennungsprozeß«, der verströmende Duft eine Art »Rauch«. Die duftende Blüte ist – um es indisch zu sagen – die Feuerbestattung der verkörperten Pflanze, die Samen sind das künftige Erdenkarma. Die ätherischen Öle begleiten die Pflanze auf ihrem Weg zurück zu den Sternen.

Eigentlich gehören die herrlichen Aromen kaum mehr zur materiellen Welt. Sie sind feinstofflicher Natur, ganz und gar vom Seelenhaften durchdrungen. Weil das so ist, haben sie eine starke Wirkung auf unseren Astralleib. In dem wir sie riechen, nehmen wir teil am außertellurisch Astralischen. Wir riechen förmlich die Weltseele. Das Riechen ist die Brücke zu den astralischen Regionen des Kosmos. (*Steiner 1961:161*) In der duftenden Lindenallee riechen wir förmlich die Venus. Im Geruch des Stinkasants nehmen wir auf, was Saturn ausströmt, im Veilchen, was Merkur ausströmt. (*Schmidt 1981:106*) Mit anderen Worten, in den Pflanzendüften kommuniziert das Universum, die Weltenseele mit uns und anderen Geschöpfen.

Mit seiner feinen Nase spürt das Tier jenen kosmischen Kräften nach, die es in seiner Nahrung braucht. So weiß der Hase, die Kuh, das Reh, daß es dieses Kraut fressen soll und nicht das. Und wenn es krank ist, sagt ihm die kosmische Seele – ebenfalls durch den Geruch –, welcher Heilpflanze es bedarf. Instinkt nennen wir das und meinen damit die Verbundenheit der Tiere mit der Weltenseele.

Gerüche sind immer Ausdruck des Seelenhaften. Tiere haben einen Artengeruch, der ihr sozialinstinktives Verhalten steuert. Er hält Herden, Rudel und Schwärme zusammen und offenbart die Gruppenseele. Diese Gruppenseele steht mit dem Archetypus der Art in Verbindung und ist transsinnlich, ist in der »Anderswelt«, in den Planetensphären zu Hause. Nur in Trance, in der Ekstase, wenn er selbst in die jenseitige Welt reist, kann der Schamane mit diesen Tiergeistern reden.

Hunde können 1.000.000mal besser riechen als wir Menschen. Das ist aber nichts im Vergleich zu den Insekten. Die Kerbtierchen sind noch viel tiefer in die kosmische Seelenhaftigkeit eingebettet. Ihre Antennen und Fühler sind unvorstellbar feine Geruchsorgane, die unmittelbar in die Duftatmosphäre ragen, so daß sie sich völlig im Einklang mit der Seele Gaias befinden und sozusagen zu Werkzeugen der kosmischen Kräfte werden.

Im Vergleich zu den Tieren sind die Menschen höchst beschränkt, was das Riechen angeht. Das muß auch sein, denn nur so können sie zu Individuen mit einem eigenständigen »Ich« werden. Der Mensch als Mikrokosmos hat sich weitgehend von der makrokosmischen Geistigkeit emanzipiert. Sein Riechepithel ist verkümmert. Das Riechhirn ist klein geblieben. Dafür ist das »Denkhirn«, der Neokortex, förmlich explodiert. Die Verringerung des Riechhirns spiegelt die Zurückdrängung der Instinkte zu gunsten eines erlernten, kulturell geprägten Verhaltens.

Das Riechvermögen stellt für den Menschen eine letzte Brücke zu den Instinkten dar. Es ist eine Nabelschnur zur Seelenhaftigkeit von Erde und Kosmos. Aufgrund von Überzüchtung und Degenerierung haben unsere Nahrungsmittel immer weniger Aroma, und unsere Lebensräume werden olfaktorisch immer steriler. Das bedeutet nichts geringeres, als daß wir uns zunehmend von unserem geistig-kosmischen Urgrund entfremden! Luftverpestung und die Ausdünstungen von Plastik, Elektronik und Maschinen wirken krankmachend und chaotisierend. (*Schmidt 1981:109*) Kein Wunder, daß in dieser gefährlichen

Zeit Aromastoffe als Heilmittel neu entdeckt werden. In Form von Düften und aromatischen Räuchermitteln bieten uns die Pflanzendevas ihre Hilfe an. Das war früher noch nicht notwendig, denn vor der Industriellen Revolution roch die Welt anders. Eine Symphonie von natürlichen Düften umgab den Menschen. Es gab mehr Wildblumen. Obst und Gemüse dufteten kräftiger. Feuerstellen und die Nähe der Tiere gaben dem Leben mehr Würze. Wenn man den Geruch von biologisch gezogenem Obst, Gemüse und Getreide mit den kommerziellen Kunstdüngerprodukten vergleicht, erinnert man sich daran. Natürliche Nahrungsmittel riechen gesünder, würziger, satter, angenehmer; durch sie können die geistigen Wesenheiten besser mit uns kommunizieren, und die kosmischen Kräfte werden leichter zugänglich. Noch immer ist der erfrischende Geruch eines Nahrungsmittels ein wichtiges Merkmal seiner inneren Qualität.

Pflanzenfamilien mit ätherischen Ölen

Die Feststellung, daß ätherische Öle vor allem Ausdruck des Blühprozesses sind, könnte den Einwand hervorrufen, daß sich ätherische Öle bei vielen Pflanzenfamilien eben nicht im Frucht/Blütenbereich, sondern in den Blättern und Stengeln, gelegentlich sogar in den Wurzeln befinden. Das ist vor allem bei den Lippenblütlern, den Myrtengewächsen, den Doldenblütlern und einigen Korbblütlern der Fall.

Bei diesen Familien ist es, als seien die astralisch-seelischen Kräfte, die die Pflanze sonst hauptsächlich in der Blütenregion berühren, ein oder zwei Stockwerke, ins Blattwerk und sogar bis in die Wurzel hinuntergerutscht. Bei den meisten Lippenblütlern – das sind Minzkräuter wie Melisse, Thymian, Rosmarin, Majoran, Salbei oder Pfefferminze – sitzen die Blüten nicht nur am oberen Ende des Stengels. Die ganze blättrige Sproßachse hinab findet man die nektarreichen Blüten. Bei dieser Familie mischt sich das Sulfurische mit dem Merkurialen. Der ganze oberirdische Teil der Pflanze ist, vom kosmischen Feuer berührt, blütenhaft entzündet.

Mit anderen Worten, das Seelische drückt tief in die vegetativätherische Sphäre der Pflanze hinein. Das zeigt sich auch in der strengen, vierkantig geometrischen Form der Stengel und vor allem in den zygomorphen Blüten. *Zygomorph* heißt »joch- bzw. tiergestaltig« und bedeutet, daß sie nicht strahlig rund (aktinomorph) sind, wie etwa die Blüten der Butterblume oder des Gänseblümchens. Die Lippenblüten haben ein Oben und ein Unten, ein klares Hinten und Vorn, und wenn man sie mit Wachs ausgießen würde, hätte der Abguß exakt die Form eines Bienen- oder Hummelköpfchens.

Man könnte auch sagen, daß die Lippenblütler ganz weit in die warme, durchseelte Sphäre der Bienen hineinragen. Sie kommen dem Bienenvolk, das sich ganz dem Licht und der Wärme hingibt, entgegen. Es ist bekannt, daß der Begattungsflug der Immenkönigin in den sonnig warmen Maitagen stattfindet und daß die Bienen eine konstante Korbwärme von 37° halten, was der Wärme unseres Bluts entspricht. Diese Hautflügler ernähren sich ausschließlich vom Wärmepol der Pflanzen und bauen sechseckige, an Kieselkristalle erinnernde Waben.

Auch bei den Myrthengewächsen, zu denen der Eukalyptus, die Gewürznelken und der Teebaum (*Melaleuca*) gehören, drückt der sulfurische Pol tief in das Vegetative, so daß Blüte, Blatt, Holz und Rinde von ätherischen Ölen und aromatischen Harzen durchdrungen sind.

Bei einigen Schirmblütlern (*Umbelliferae*) findet man kosmisch-lichthafte Farben und Aromen sogar in den Wurzeln. Dazu gehört die rote Karotte mit ihrem angenehmen Duft, der Sellerie und die Pastinake.

Die Koniferen, Kiefern, Tannen, Lärchen und Zypressen sind von der Krone bis zu den Wurzeln mit duftenden Harzen versehen. Der Sulfur-Pol dringt bis in die Erde hinab, aber gleichzeitig steigt der verhärtende Sal-Pol bis in die harten »Holzblüten«, die Zapfen, empor. Bei diesen archaischen Pflanzen, die eigentlich lebende Fossilien sind, Relikte aus der Dinosaurierzeit, sind die drei Sphären noch nicht säuberlich voneinander getrennt. Da sie von Kopf bis Fuß mit kosmischer Wärme durchtränkt sind, ist es ihnen möglich, noch hoch oben im Schneegebirge (etwa die Latschenkiefer) oder in der Nähe der Polarkreise zu wachsen, und deswegen vermögen ihre Balsamharze im menschlichen Mikrokosmos bis in die kühlen Nervenregionen hinein beruhigend zu wirken.

Die Heilwirkung aromatischer Pflanzen

Von all diesen Pflanzen können wir eine starke Wirkung auf den sulfurischen Pol des Menschen erwarten, auf den Stoffwechsel, auf die urogenitalen Organe und auf die da mit verbundenen seelischen Aspekte. Als Duft- und Räucherstoffe wirken sie vor allem auf den Astralleib, auf die Psyche. Sie eignen sich bei Störungen, die noch nicht »organisch« sind. Wenn sie dagegen als Kräutertees, Tinkturen oder Speisegewürze aufgenommen werden, wirken sie direkter, unmittelbarer auf die physischen Körperfunktionen ein. Ihre somatischen Wirkungen entfalten sie vor allem im Unterleib, wo sie das Verdauungsfeuer, die Harnorgane und die Sexualität anregen.

Die Reize der Duftstoffe umgehen größtenteils die Großhirnrinde und bewirken eine unmittelbare Reaktion des limbischen Systems, jener

Nahtstelle zwischen Körper und Seele, von der aus die unbewußten, autonomen Funktionen gesteuert werden. Die destillierten Essenzen müssen, wenn man sie einnimmt oder einreibt, genaustens dosiert werden. In großen Mengen wirken sie toxisch, besonders auf die Nieren, die Leber und das zentrale Nervensystem.

Hier ein kurzer Überblick, der das Spektrum der physischen Wirkungen ätherischer Öle vor Augen führen soll:

1. Stomachica: Viele ätherische Öle wie Pfefferminzöl, Thymian, Knoblauch, Schafgarbe, Kalmus, Kümmel, Kardamom, Koriander – die Liste ist schier endlos – wirken verdauungsfördernd.

2. Carminativa: Kümmel, Anis, Fenchel, Meisterwurz und andere helfen, unangenehme Darmgase zu vermindern.

3. Emmenagoga: Mittel, die die Monatsblutung anregen und regulieren, darunter Beifuß, Schafgarbe, Muskatellersalbei, Koriander und andere.

4. Abortiva: Mittel, um die Leibesfrucht abzutreiben. Oft handelt es sich dabei um besonders starke Emmenagoga. Petersilienöl, Sadebaum und Haselwurz haben starke abtreibende Wirkung und sollten von Schwangeren gemieden werden.

5. Aphrodisiaka: Düfte spielen grundsätzlich eine große Rolle für die Erotik. Kluge Verführer/Verführerinnen wissen bestimmte ätherische Duftstoffe gezielt als »Duftfallen« einzusetzen. Direkt auf die Harn- und Geschlechtsorgane wirken etwa Wiesenbärenklau, Kalmus, Myrrhe, Bohnenkraut und viele andere.

6. Spasmolytika: Als krampflösende Mittel wirken unter anderen die römische Kamille, Melisse, Ringelblume, Pfefferminze, Salbei und die gewöhnliche Kamille.

7. Diuretika: Wachholder, Alant, Lavendel, Liebstöckl, Hauhechel wirken aufgrund ihrer ätherischen Öle harntreibend.

8. Pflanzen mit ätherischen Ölen gelten als »sonnenhaft«. In ihnen sind die Kräfte der obersonnigen Planeten wirksam, deswegen können sie das im dunklen, wäßrigen Milieu wuchernde »Mondhafte«, nämlich schmarotzende Pilze, Parasiten und Eingeweidenwürmer, vertreiben. Das heutzutage sehr populäre australische Teebaumöl erweist sich, ähnlich wie Kamille und Salbei, als wirksames Mittel gegen Verpilzung (Candida). Rainfarn enthält ein starkes ätherisches Öl, das Darmwürmer vertreibt.

Himmelslüfte

In der Pflanze nimmt der Gehalt an Wasserstoff (Hydrogen) nach oben zur Blüte hin zu. Der Traubenzucker, der sich in den Blättern bildet, ist wasserstoffreicher als die in der Wurzel gespeicherte Stärke. Die ätherischen Öle enthalten am meisten Hydrogen.

Der Wasserstoff wurde so benannt, weil der Chemiker Lavoisier 1783 erstmals Hydrogengas aus Wasser herstellte und dieses wieder zu Wasser verbrannte (oxidierte). Hydrogen ist die absolut leichteste Substanz. Das Gas steigt auf und strebt der höchsten Region der Atmosphäre zu. Aber der Wasserstoff ist auch höchst entzündlich und brennt mit heißester Flamme.

Wasserstoff ist der beste Wärmeleiter, und er ist das universale Lösungsmittel. In Säuren löst er sogar Metalle auf. Alles, was sich mit ihm verbindet, wird leicht und bekommt Auftrieb. Mit Kohlenstoff verbindet er sich – auch im Darm – zu Methangas (CH_4); im Verbund mit Phosphor geistert er als Irrlicht (PH_3) über die Sümpfe; mit Schwefel (SH_2) verbunden bildet er ein Gas, das nach faulen Eiern riecht.

Der Auftrieb, die lösende Wärme, die Anti-Gravität und entmaterialisierende Kraft – alle diese physikalischen Eigenschaften des Wasserstoffs kommen in der lebenden Pflanze am Blütenpol zum Ausdruck. Unter dem Einfluß dieses Elements, das in den ätherischen Ölen gebunden ist, geht die Pflanze verströmend und verstrahlend über sich hinaus.

Wenn der Mensch diese wasserstoffgesättigten Öle als Räuchermittel oder Duftstoffe aufnimmt, wirken sie auch in ihm entkrampfend, auflösend, vergeistigend. Sie helfen ihm über das grob Sinnliche hinaus und öffnen Türen zu ätherischen und geistig-seelischen Bereichen im Mikrokosmos wie im Makrokosmos. Sie öffnen das Tor zu den Göttern.

Das griechische Wort *Aither* bedeutet »reine Himmelsluft, strahlendes Sonnenlicht«. Damit sind nicht rein physikalische Eigenschaften gemeint, sondern die Sphäre der Götter, der Wohnsitz der Sternengeister. Die ätherischen Öle verraten also die unmittelbare Nähe der heilbringenden Devas, genau wie abscheulicher Gestank die Anwesenheit böser Dämonen und Krankheitserreger anzeigt.

Feines Räucherwerk und duftende Kräuter und Blumen weisen den Weg in die transmateriellen Daseinsbereiche. Sie geleiten den Menschen über die Schwelle, genau wie sie es den Göttern ermöglichen, im Diesseits zu erscheinen. Seit der Altsteinzeit räuchern Schamanen mit Beifuß oder Wachholder, wenn sie »ausfliegen«, wenn sie den »Schamanenbaum« hinaufsteigen, wenn sie mit den Geistern reden wollen. Die indischen Sadhus reiben sich unter anderem mit dem ätherischen Öl des Adlerholzbaumes (*Aquilaria malaccensis*) ein und fliegen dann in die weiten Regionen des Alls, wo sie Dinge erfahren, von denen sonst kein Sterblicher weiß. Überall auf der Welt räuchern die Menschen ihre Wohnstätten mit aromatischen Kräutern aus, um krankheitsbringende Geister zu vertreiben und um sich und ihre Umgebung zu reinigen, damit sich die guten Geister und Ahnen manifestieren können.

In den ägyptischen Heiltempeln wurden die Kranken mit Zaubersprüchen und Duftstoffen in den therapeutischen Schlaf versenkt, wo sie den heilenden Göttern begegneten. Jeder Duftstoff, jedes essentielle Öl wurde mit einer Gottheit identifiziert. Das hat auch durchaus seine Berechtigung, denn jeder Duftstoff ist spezifisch, einmalig. Jede Pflanzenart erzeugt – als Ausdruck des in ihr wirkenden Devas – ihr eigenes ätherisches Öl.

Den Seelen der Toten wurde der Weg ins Reich des Osiris ebenfalls mit ätherischen Ölen, Harzen und Balsamen geebnet. Für den Jenseitsgang wurden die sterblichen Hüllen mit kostbaren Duftstoffen einbalsamiert. Die Mumien wurden dermaßen mit diesen Substanzen gesättigt, daß sie selbst pharmakologische Wirkung hatten. Im Mittelalter entwickelte sich ein florierender, wenn auch makabrer Handel mit heilkräftigen Mumienteilen. Der Inhalt Tausender von Sarkophagen wanderte in europäische Apotheken.

Auch in der Antike wurden Sterbende mit kostbaren Spezereien gesalbt, damit die Jenseitsreise ohne Verhängnisse vonstatten ging. Die von katholischen Priestern vorgenommene letzte Ölung ist ein schwacher Nachklang dieser Praxis. Der magisch-religiöse Brauch hat tiefe Wurzeln. Schon vor der letzten Eiszeit betteten die Neandertaler ihre Toten auf duftende Büschel blühender Heilkräuter und auf Beifuß. Damit sich das Numinose besser manifestieren konnte, wurden die Götterstatuen mit aromatischen Ölen gesalbt. Auch Könige und Priester wurden bei Amtsantritt gesalbt, damit die Götter durch sie wirken und ratschlagen konnten. Jesus, als Vermittler des Höchsten, wurde ebenfalls zum Christos (griech. »der Gesalbte«).

Bei den Griechen galten alle aromatischen Substanzen als göttlichen Ursprungs. Ursprünglich sei es Aphrodite gewesen, die Göttin der vernunftübersteigenden Liebesekstase, die den Menschen diese Pflanzen offenbarte. Und wo diese Kräuter zur Anwendung kommen, wird bald darauf Harmonia, die Tochter der Aphrodite, gezeugt. Sie weilt als Wohlgefühl und Einklang unter den Menschen.

Mit aromatischen Kräutern wurden die Olympier in den Tempeln und auf den Steinaltären empfangen. Mit Basilikum und Minzen fegten die Priester die Altäre des Zeus und des Hermes. Die Römer reinigten die Jupiteraltäre mit Eisenkraut, dessen lateinischer Name *Verbena* ursprünglich »Altarsteinfeger« bedeutete. Verbena ist das Kraut der Schmiede, denen der blitztragende Donnergott hold ist. Als Vorbereitung auf die Begegnung mit den Übersinnlichen nahm man reinigende Bäder mit diesen würzigen Kräutern und salbte sich mit duftenden Ölen. Das traf übrigens auch auf die Kräutersammler zu. Eine Heilpflanze zu holen war kein ordinärer, alltäglicher Akt, sondern eine sakrale Handlung, in der man dem Pflanzengeist gegenübertrat, um ihn um Hilfe und Beistand zu bitten. Dazu gingen die griechischen *Rhizotomen* (Wurzelschneider) in ritueller Nacktheit noch vor Sonnenaufgang, frisch gesalbt und in einem tranceartigen, »heiligen« Zustand zu der Pflanze. Aber schon Theophrast, der griechische »Vater der (rationalen, empirischen) Botanik« und Schüler des Aristoteles, zweifelte den Nutzen dieser Praktiken an: »Daß man Medizinpflanzen vom Winde abgewandt und mit Öl gesalbt oder nachts graben müsse, weil sonst der Leib anschwelle, scheint Unsinn zu sein.«

Aber egal was dieser frühe Rationalist mutmaßt, in allen Kulturkreisen begleiten Duft- und Räucherstoffe den Gang über die Schwelle, die Fahrt über den Totenfluß und den Gang zu den Pflanzendevas.

Schamanistische Regressionen

Die Düfte der ätherischen Öle führen – das geht aus dem vorher Gesagten eindeutig hervor – in sprirituelle, transpersonale Bereiche. Räucherungen führen zu Andacht und Einkehr. Überall gehören sie zu religiösen Handlungen, Ritualen und Pujas. Religion (lat. *re* = wieder, noch einmal; **ligere* = achten) bedeutet also wortwörtlich »ehrfurchtsvolles Wiederbetrachten der Ursprünge«. Gerüche haben einen direkten Zugang zu den älteren, ursprünglicheren Hirnpartien, die wir mit den Tieren und unseren prähominiden Vorfahren gemeinsam haben. Sie wenden sich vor allem an das limbische System und den Hypothalamus und führen uns in Bereiche jenseits der kognitiven Kategorien von Zeit und Raum – eben in »jenseitige« Bereiche. Gerüche können uns von einem Moment zum anderen in die früheste Kindheit zurückzaubern – als ob es Zeit und Raum nicht gäbe. Sie können uns sogar in den Mutterschoß zurückführen. Im Embryo sind schon in der 14. interuterinen Woche die Geschmacksknospen voll ausgereift. Diese werden ständig vom Fruchtwasser umspült. Der Fötus reagiert auf winzige Geschmacksänderungen des Fruchtwassers, worauf wiederum der Organismus der Mutter in einem Rückkoppelungsprozeß reagiert. (*Heller 1973:159*) Gleich nach der Geburt kann das Kind den Geruch der Mutter genauestens von dem anderer Menschen unterscheiden. Das Riechen ist also phylogenetisch wie auch ontogenetisch der ursprünglichste Sinn.

Es geht sogar noch weiter: Vor der Geburt befindet sich der Menschengeist im Makrokosmos. Auf seinem langen Inkarnationsweg klettert er die Planetenleiter hinunter und schwebt dann in unmittelbarer Nähe seiner Mutter. Ihr Schoß ist ihm eine warme sichere Höhle, in der sein künftiger Leib als Embryo reift, derweil er Ausflüge in die ätherische Umgebung unternimmt. Besonders in den anfänglichen Phasen der Schwangerschaft zieht es ihn hinaus. Er nestelt sich in Blütenkelche oder schlüpft in Tiere hinein, in Schmetterlinge,

Vögel, manchmal auch in große Wildtiere und erlebt die irdische Welt durch sie. Sie lassen ihn vorübergehend teilhaben an ihrem Leben. Er sieht durch ihre Augen, schnüffelt durch ihre Nasen, hört durch ihre Ohren. *Nagual* nennen die mittelamerikanischen Indianer diese mit dem Embryo verbundenen Tiere. Bei der Geburt streuen die Indianer oft feinen Sand rund um die Hütte und schauen dann, welche Tierspuren sich zeigen. So wissen sie, welche tierischen Hilfgeister dieser Mensch in seinem Leben haben wird. Wenn das Kind eine besonders starke Persönlichkeit ist, wenn sich ein Schamane oder großer Krieger in ihm verkörpert, sind es oft starke Raubtiere, Adler, Bären, Wölfe, Tiger, Jaguare, Wildschweine und dergleichen, deren Pfotenabdrücke sich zeigen. Diese Tiere werden später dem erwachsenen, eingeweihten Schamanen beistehen und im Kampf gegen Krankheitsgeister helfen. In der schamanistischen Seance, wenn er sich mit Hilfe der Trommel, des Tanzes und der Räucherungen in Trance versetzt, erscheinen sie ihm in der Geisterwelt und verleihen ihm ihre Kräfte. Besonders das hochentwickelte animalische Geruchsvermögen, das dasjenige des normalen Menschen weit übersteigt, stellen sie ihm zur Verfügung. Der nepalesische Schamane, dessen Geruchsvermögen während der Seance gewaltig gesteigert ist, schnüffelt dann grunzend und schnaubend wie ein Wildschwein oder fauchend wie ein Tiger an dem Patienten herum. Er schnüffelt die Krankheit, das Verdorbene, das Zaubergeschoß aus dem Innern des Kranken heraus. (*Heller 1993:161*). Alles kann er riechen, die Angst, die übersteigerte Geilheit, den Zorn, die seelische Verirrung, die zu der Krankheit geführt haben. Wie ein Spürhund schnuppert er der Seele nach, die den Weg zurück in den Körper nicht mehr findet.

Auch unsere Ahnen kannten diese dem Kind nahestehenden Tiergeister, Hilfsgeister und Familiare. *Fylgien* nannten die Skandinavier sie. Die schwarzen Katzen und die Eulen in den Hexenmärchen geben letzte Kunde von solchen »Folgeseelen«.

Als zivilisierte Menschen haben wir jedoch die meisten Gerüche aus unserem Bewußtsein verdrängt. Wir haben sie wie ungebetene Geister mit Seife Spray und Deo verbannt. Dieser Verlust hat sich lange angebahnt; er hat mit der langen Geschichte der Menschwerdung zu tun. Freud macht die Entwicklung des aufrechten Gangs dafür verantwortlich; dabei ging die Nase förmlich auf Distanz. Verantwortlich sei auch die Unterdrückung der prägenitalen Sexualität: Wir beschnüffeln einander nicht mehr, wie Tiere es tun. Nur in der »Regression« zu archaischen, tierischen Verhaltensweisen, die vor allem in den älteren Hirnpartien verankert sind, kann das Geruchsvermögen wieder zur Geltung kommen. Diese sogenannte Regression ist jedoch in Wirklichkeit eine Bewußtseinserweiterung, ein Wiederaktivieren ursprünglicher Fähigkeiten. Wo immer die engen Grenzen von Kultur und Persönlichkeit überschritten werden – in der Sexualität, in Schamanistischer Trance, in der religiösen Ekstase, bei der Raver-Party, im Wahnsinn, im Nahtodeserlebnis –, kommt sie zum Durchbruch. Psychotiker haben oft ein gesteigertes Geruchsvermögen. Gelegentlich findet man sogar noch Ärzte, die riechen können, was einem Patienten fehlt.

Gandharva-Meditationen

Für den Pflanzenschamanen ist es unerläßlich, das Riechen, diese vernachlässigte Wahrnehmungsdimension, so weit wie möglich wieder zu aktivieren. Es ist einer der kürzesten Wege zur Kontaktaufnahme mit der Seele der Pflanze. Das bewußte, meditative Riechen an Blüten und duftenden Blättern nenne ich die »Gandharva-Meditation«. Gandharven sind Sylphen, die – wie die indische Mythologie erzählt – ausschließlich von schönen Düften leben. Sie sind es, die den Göttern den berauschenden Somatrunk, den Trank der Unsterblichkeit bereiten. Als Boten der

Devas steigen sie zwischen dem Himmel – dem Äther – und der Erde auf und ab. Dabei besuchen sie gerne die Nektarblüten und laben sich an den köstlichen Düften. Auch Räucherstäbchen ziehen sie an. Den Geist des Menschen, der bei duftenden Kräutern, Blumen oder Räuchermitteln meditiert, nehmen sie bereitwillig mit in die ätherischen Sphären und verbinden ihn mit den Devawesen der Pflanzen.

Die feste Burg: Das Abwehrsystem und die Heilkräuter

Schlüsselblume
(Primula Veris)

Der Körper wurde oft mit einer Festung verglichen, von der aus der Geist als König und die Seele als Königin regieren. Dieses Bild darf nicht als eine Verpanzerung oder als ein defensives Abgeschottetsein verstanden werden. Im Gegenteil, die Festung ist offen, Kaufleute, Händler, Gaukler, Sänger und andere – das sind die Sinneseindrücke, Informationen, Nährstoffe usw. – gehen frei ein und aus. Und oft – nachts im Traum oder in der ekstatischen Vision – verlassen König und Königin ihren Wohnsitz.

Gelegentlich jedoch gerät diese Burg unter Beschuß. Feinde – Streß, Umweltverschmutzung, ansteckende Krankheiten usw. – bedrohen ihre Integrität. Die Festung hat jedoch ein gut ausgebautes Verteidigungs- oder Abwehrsystem, das aus mehreren Schutzwällen und klugen Verteidigungstruppen (Immunzellen) besteht. Dieses Schutzsystem unserer leiblichen Zitadelle wollen wir hier genauer betrachten. Gleichzeitig wollen wir sehen, welche Heilkräuter bei der Verteidigung notwendige Hilfe leisten können.

Der erste Schutzwall: die Haut

Für die meisten von uns ist die Haut lediglich die Grenze ihres Körpers und dient als Verpackung für alles, was an Säften und Geweben im Körper zu finden ist. Wer denkt schon daran, daß die Haut, die 16 Prozent unseres Körpergewichts ausmacht und somit das zweitschwerste Organ des Körpers ist, zu den wichtigsten Organen unseres Abwehrsystems gehört. Sie spielt eine wichtige Rolle bei der Regulierung der Körpertemperatur und des Wasserhaushalts (Schwitzen, Gänsehaut), und sie ist ein Spiegel der Seele: Wir erbleichen vor Schreck, werden schamrot, »frösteln«, wenn uns etwas nicht geheuer ist, bekommen Pickel bei emotionellen Störungen und Warzen vom ständigen Besorgtsein.

Beim Erwachsenen bildet die Haut eine Gesamtfläche von zwei Quadratmetern. Auf der ganzen Fläche scheiden Talgdrüsen Fettsäuren aus, die potentiell gefährliche Bakterien und andere Mikroben hemmen, das natürliche Säuregleichgewicht aufrechterhalten und dafür sorgen, daß die Haut geschmeidig bleibt. Zu häufiges Waschen ist ungesund, weil es diesen Schutzschild schädigt.

»Wir sind robuster als ihr Njemetskis«, neckte mich einmal ein Russe, »weil wir uns nicht so oft waschen!« Ein alter Gärtner warnte mich ebenfalls vor dem vielen Waschen, denn es mache »die Knochen weich«, und der Bauernphilosoph Arthur Hermes, der in seinen letzten vier Jahrzehnten nicht ein einziges Bad genommen hatte und sich zudem selten wusch, behauptete: »Das viele Waschen spült den Ätherleib weg!« Es muß dazu gesagt werden, daß der wasserscheue Weise keinen unangenehmen Körperduft verströmte. Ganz im Gegenteil, er roch nach Erde, Wald und Herdfeuer.

»Der Körpergeruch hat vor allem mit der seelischen Beschaffenheit zu tun. Wer viele Dämonen in sich beherbergt, wird schrecklich stinken, auch wenn er es mit Waschen und Parfümieren zu verdecken bemüht ist; der seelisch reine Mensch dagegen wird einen Weihrauch ähnlichen Duft ausströmen!« erklärte Hermes, als er darauf angesprochen wurde.

In all dem steckt sicherlich ein Körnchen Wahrheit, aber man darf nicht vergessen, daß die Haut – wie Nieren, Darm und Lunge – ein wichtiges Ausscheidungsorgan ist.

Ein Viertel der Abfallprodukte und Schlacken, die sonst über den Harn ausgeschieden werden, verlassen den Körper durch die Poren. Bei Nierenkranken ist es noch mehr. Also ist – den oben erwähnten Aussagen zum Trotz – Baden und Waschen für den normalen Menschen, der einigermaßen gesellschaftsfähig bleiben will, unerläßlich. Am besten benutzt man dafür milde Kräuterseifen: bei fettiger (seborrhöser) Haut Seifen mit adstringierenden Kräutern (*Hamamelis-*, *Ringelblumen-* oder die indische *Neem*seife), die die Haut straffen und tonisieren; bei trockener Haut Seifen mit erweichenden Kräutern (mit *Veilchen-*, *Eibisch-*, *Iris-*, *Schlüsselblume-* oder *Gänseblümchen*zusätzen). Wichtig ist auch die Rückfettung. Dafür kommen Cremes mit hautfreundlichen Kräutern wie *Iris*, *Kamille*, *Schlüsselblume* und *Gänseblümchen* in Frage.

Die Haut ist aber nicht nur ein Ausscheidungsorgan, sondern nimmt ebenso bereitwillig Stoffe auf. Wer eine lange Flugreise hinter sich hat, wird zum Beispiel ein Vollbad zu schätzen wissen. Die Luft in modernen Flugzeugen ist oft trockener als die in der Sahara. (Durchaus mit Absicht, denn feuchte Luft ist ein Gewichtsfaktor, der sich auf den Treibstoffverbrauch auswirkt.) Der dehydrierte Körper nimmt das Wasser dankbar auf, und wenn man dem Bad noch einige beruhigende Kräuter zufügt, etwa *Melisse*, *Baldrian* oder *Kamille*, wird der Jet-Lag beträchtlich abgemildert. (*Fairechild 1993:90*)

Die Haut eignet sich auch bestens zum Aufnehmen von Arzneien. Die berühmten Kräuterhand-und Fußbäder des Maurice Mességue beruhen auf dieser Fähigkeit der Haut. Herzsalben werden gern auf die Beine aufgetragen, denn damit umgeht man das Verdauungssystem. Das gleiche gilt für die psychedelischen Flugsalben, mit denen sich die so genannten Hexen einrieben. Über die Haut aufgenommen, lassen sich die giftigen Nachtschattengewächse viel leichter handhaben, als wenn sie geschluckt werden.

Kräuterbäder

Als besonders wirksam erweisen sich warme Bäder mit Kräuterzusätzen. Im allgemeinen beträgt die Badedauer fünf bis zehn Minuten bei einer Badetemperatur von ca. 37 Grad. Ein bis zwei Handvoll des jeweiligen Heilkrautes werden überbrüht und nach fünf Minuten abgeseiht. Der Sud wird dem Badewasser zugefügt. So hat es Kräuterpfarrer Kneipp gemacht, der diese schon bei den Kelten beliebte Therapiemethode wieder neu belebt hat. Die heilenden Energien der ätherischen Öle und anderer Substanzen werden über die Haut an Blut, Lymphe und Nerven weitergeleitet und wirken schließlich auf die inneren Organe ein. Allein der würzige Kräuterduft und die Farbe des Badewassers tun Leib und Seele gut.

Man kann fast alle Heilkräuter in Form eines Bades genießen, sogar den *Schwarztee*, der ja nichts anderes ist als ein ostasiatisches Heilkraut. Ein starker Schwarztee im Bad ist wegen der starken Gerbsäure gut für die Haut; er heilt und trocknet Hautausschläge und Verbrennungen und nimmt Insektenstichen das Jucken. Hier einige der wichtigsten Heilbäder mit erwiesener Wirksamkeit:

1. Baldrian

Bei Verspannung und Nervosität tut ein Baldrianbad gut. In diesem Fall macht man aber keinen heißen Tee, den man in die Wanne gießt, sondern einen sechs Stunden vorher angesetzten *Kaltwasserauszug* (ein gehäufter Eßlöffel pro Bad genügt, weil sonst die Gefahr besteht, in der Badewanne einzuschlafen). Das Erhitzen des Baldrians blockiert wichtige Wirkstoffe.

2. Eiche

Aufgekochte Eichenrinde im Bad wirkt adstringierend und hilft bei verschiedenen Hauterkrankungen.

3. Koniferen

Bei Nervenleiden, rheumatischen und neuralgischen Zuständen tut ein belebendes Fichtennadelbad gut. Dazu gießt man die würzig duftende Abkochung junger Fichtenzweige (Tannen- oder Kiefernzweige gehen auch) in das Badewasser.

4. Hafer

Ein Bad mit Haferstroh wirkt Wunder bei nervlicher Erschöpfung und Depression. Zwei Pfund gehäckseltes Stroh eine Stunde lang gekocht ist das richtige Rezept für ein Vollbad. Das Alkaloid Avenin stimuliert das zentrale Nervensystem. Wegen der im Stroh enthaltenen Kieselsäure kommt das Haferstrohbad auch der Haut zugute. Übrigens hat das Schlafen auf Haferstrohmatratzen eine ähnliche Wirkung. Auch als Nahrung wirkt der Hafer nervenstärkend.

5. Heublumen

Unter Heublumen versteht man die Rückstände, die auf dem Boden des Heuschobers übrigbleiben, wenn das Heu verfüttert worden ist. Sie bestehen vor allem aus den unreifen Ähren der Wiesengräser und den Blüten verschiedener Wiesenkräuter wie Schafgarbe, Odermenning, Wiesensalbei, Frauenmantel oder Klee. Da diese Pflanzen in den Kunstweiden der heutigen Viehwirtschaft kaum mehr enthalten sind, sammle und mische ich mir diese »Heublumen« selbst.

Das Heublumenbad vermittelt die ätherischen Kräfte einer blühenden Sommerwiese. Es wirkt stoffwechselanregend und ist bei Rheuma, Stoffwechselleiden und Grippe angesagt. Pro Bad werden ein halbes Pfund der »Heublüten« aufgekocht und dem Badewasser zugefügt.

6. Magenwurz

Drei oder vier der dicken, aromatischen Wurzeln des *Kalmus* oder der Magenwurz, werden zerkleinert und aufgekocht dem Bad beigegeben. R. F. Weiß, der Altmeister der Phytotherapie, empfiehlt das Bad als »ein sehr gutes Mittel für allgemeine Erschöpfungszustände in der Rekonvaleszenz, bei niedrigem Blutdruck mit Kreislaufstörungen, zur Unterstützung bei Anämie, Stoffwechselleiden, Diabetes.« (*Weiß 1991:440*) Kalmus wirkt bei nervösem Magen, vegetativer Dystonie und als Aphrodisiakum.

7. Lavendel

Ein Bad mit aufgebrühtem Lavendel hilft ebenfalls bei vegetativer Dystonie, beruhigt und pflegt zugleich die Haut.

8. Rosmarin

Das Kraut ergibt einen aromatischen Badezusatz. Ein Rosmarinbad nimmt man am besten morgens, weil es sehr anregend und kreislaufstimulierend wirkt. Es ist in den Wechseljahren angesagt, weil es, ähnlich wie Moorbäder, eine Östrogene Wirkung haben soll. Die Sage erzählt von der 72jährigen Königin von Ungarn, die sich mit Rosmarinbädern so jugendlich frisch hielt, daß der polnische König um ihre Hand anhielt.

9. Achillea

Ein Schafgarbentee im Bad wirkt wundheilend, er tonisiert das Bindegewebe und besonders die Muskulatur des kleinen Beckens.

10. Senfmehl

Bei Keuchhusten oder Bronchitis kann ein heißes Bad mit Senfmehl helfen. Die schwefelhaltigen Senföle werden von der Haut aufgenommen und über die Lunge – wo sie ihre heilende Wirkung entfalten – wieder ausgeschieden.

11. Zitronenmelisse

Ein Tee aus Zitronenmelisse wirkt entspannend, beruhigend und magenstärkend. Aromatherapeutisch wirkt er auf das limbisehe System.

12. Ackerschachtelhalm

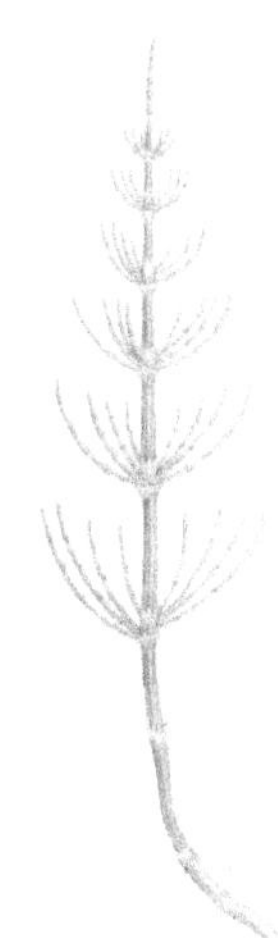

Das Zinnkraut ist ein mächtiger Heiler. Das kieselhaltige Kraut wird eine Viertelstunde lang gekocht und als Sitzbad bei Nieren- und Blasenleiden verwendet. Es wirkt auf Bindegewebe und Knochen, kommt also bei Knochenbrüchen und Bandscheibenschäden in Betracht. Ein Vollbad wirkt auch gut bei Rheuma, Pilzbefall, Hauterkrankungen (Neurodermitis, Ekzeme) und lokalen Durchblutungsstörungen.

Hautreize: Moxibustion und Punk

Eines der vielen Verdienste des Sebastian Kneipp ist, daß er die immunologische Wirkung von Hautreizen wiederentdeckt hat. Darauf beruht sein System von Kaltwassergüssen, Wickeln und Bädern. Aber nicht nur Wasser hat diese Wirkung, sondern auch Rutenschläge und die Anwendung von brennenden, scharfen Kräutern. Es ist noch gar nicht so lange her, daß man nach der langen, düsteren Winterszeit Mensch und Vieh mit frisch ergrünten Birkenzweigen »quiekte«; der Schlag mit der Birkenrute sollte ihnen die Kraft der wiedererweckten Natur vermitteln und ihnen Gesundheit und Fruchtbarkeit bringen. Auch wälzte man sich hier und da in den jungen Brennesseln. Diese drastische »Frühjahrskur« bringt sämtliche Säfte in Wallung und wirkt deswegen »verjüngend«.

Auch Ärzte machten sich die immunstärkende Wirkung der Hautreize zunutze, indem sie Senfpflaster oder den ätzenden Saft des zerstampften *Hahnenfuß*krauts auf erkrankte Körperteile applizierten. Diese, in der Sprache der Mediziner *Rubefazienzien* genannten Kräuter reizen die Haut und bringen das Blut an die Oberfläche. Und wo das Blut als Lebensträger Zugang hat, ist die Heilung gewisser. Etwas sanfter und unter Einbeziehung subtiler ätherischer Energieströmungen wirkt die Aroma-Massage, bei der verschiedene ätherische Öle in die Haut einmassiert werden.

Eine noch stärkere und gezielter eingesetzte Form der hyperämisierenden Hautreizung ist die *Moxibustion*. Es handelt sich dabei um das Abbrennen kleiner, getrockneter und gepreßter Kräuterkügelchen auf genau bestimmten Akupunkturpunkten. In Ostasien verwendet man dafür schwelende Kegel aus *Beifuß (Artemisia vulgaris)*. Das Wort *Moxa* kommt aus dem Japanischen und bedeutet »Brennkraut« beziehungsweise »Beifuß«. Um Vernarbung zu verhindern, legen die chinesischen Ärzte eine hauch dünne Scheibe Knoblauch oder Ingwer zwischen Haut und Brennkegel.

Der Ursprung dieses Heilverfahrens verliert sich in den Nebeln der Steinzeit. Die Vorfahren der Indianer haben es wahrscheinlich mit in die Neue Welt gebracht, denn noch immer verbrennen die Apachen dünne, angespitzte Beifußstäbchen auf schmerzenden Körperstellen. (*Kindscher 1992:49*) Die Waldlandindianer benutzen zum selben Zweck kleine Stückchen getrockneten Holundermarks. »Pank« nannten sie diese glimmenden Stengel – eine Bezeichnung, die die weißen Siedler auf arbeitsscheue Halbstarke übertrugen, die an Straßenecken herumlungern und die Unverschämtheit besaßen, öffentlich Zigaretten zu rauchen: Punks oder neudeutsch Punker. (*Storl 1996:44*)

Für die verletzte Haut, bei Verbrennungen, Schnitt-, Schurf- und Bißwunden, bietet die Natur eine ganze Fülle von hervorragenden Wundheilkräutern an. Es sind Pflanzen wie die *Braunelle*, die *Zaubernuß* (*Hamamelis*), der *Storchenschnabel* oder der *Ziest*, die (dank ihrer Gerbsäure) das wunde Fleisch regelrecht »gerben«, das heißt, sie wirken zusammenziehend (adstringierend), blutstillend, entwässernd und entziehen den eindringenden Bakterien ihre Lebensgrundlage. Die werden nämlich gleich mitgegerbt. Andere, etwa der *Ackerschachtelhalm*, enthalten zusätzlich noch Kieselsäure, die das Bindegewebe stärkt. Wiederum andere Wundheilpflanzen, zum Beispiel Aloe oder *Beinwellwurzel*, enthalten viele Schleimstoffe, die das Gewebe einhüllen und schützen. Wiederum andere haben reinigende Saponine, die den Zellstoffwechsel günstig beeinflussen. Meistens wirkt jedoch die komplexe Kombination von diesen Inhaltstoffen und vielen anderen. Die *Kamille* enthält zudem das stark entzündungshemmende Chamazulen, ein himmelblaues ätherisches Öl. Kräuter wie die *Ringelblume* oder die *Schafgarbe*, wegen ihrer wundheilenden Kraft auch Soldatenkraut und Beilhiebkraut genannt, weisen ein breites Spektrum an wirksamen Inhaltsstoffen auf. Auf Wundheilkräuter und ihre Anwendung hier näher einzugehen würde den Rahmen dieses Buches sprengen. Auf jeden Fall kann man sich mit Hilfe dieser Pflanzen so manchen Arztbesuch und so manches Antibiotikum ersparen.

Husten, Niesen, Blinzeln

Zur ersten Verteidigungslinie des Abwehrsystems gehören auch autonome Reflexe wie Husten, Niesen und Blinzeln.

Universal ist der Glaube, daß Krankheit durch das Eindringen von Fremdkörpern in den Leib verursacht werden kann. Diese Fremdkörper können kleine Nägel, Splitter oder Steinchen sein, die ein böser Zauberer heimlich hineinzaubert, oder auch bösartige »Würmer«, Käfer und Insekten, die durch die Körperöffnungen Eingang finden. Diese Introjektionen brauchen nicht unbedingt materieller Natur zu sein. Es kann sich durchaus um Entitäten handeln, die nur in einer »astralen« Dimension vorhanden sind und die der hellsichtige Schamane durch Kristalle oder die Einnahme von psychedelischen Kräutern »sehen« und anschließend herausräuchern oder heraussaugen kann. Wenn der Heiler dann triumphierend den kleinen blutigen Wurm oder das hineingezauberte Haar vorzeigt, bedient er sich notwendigerweise der Kunst der Taschenspielerei – das Sichtbarmachen, die »Visualisation« ist jedoch ein wichtiger Aspekt der Heilungsvorgangs.

Wenn man die pathogenen Fremdkörper – heute sind es Viren und Mikroben statt Zaubersteinchen und Geisterwürmer – schon an den Eingangspforten des Körpers abwehren kann, bedarf es keines aufwendigen Heilvorgangs, um sie loszuwerden. Wenn sie, von der Luft oder vom Staub getragen, in die Lungen gelangen, kann ein heftiger Expirationsstoß durch den Mund (Husten) oder durch die Nase (Niesen) sie wieder hinausbefördern.

Das Niesen gilt bei den meisten Völkern nicht nur als physischer, sondern auch als seelischer Reflex, der der Abwehr schädlicher, unsichtbarer Entitäten dient. In der Tat ist die Nase so etwas wie ein Schwellenhüter, der unsere leiblich-seelische Integrität wahrt. Der Riechsinn ist der älteste der Sinne. Die Nasenschleimhaut mit ihren 10 Millionen Riechrezeptoren ist unmittelbar mit dem Zentralnervensystem verbunden. Die Reize gehen direkt ins Unbewußte, rühren an den Trieben und Emotionen und rufen lang verschüttete Erinnerungen wach. Die olfaktorischen Wahrnehmungen gehen besonders tief und sind besonders fein, und vielleicht ist unser Unbewußtes doch in der Lage, die »unsichtbaren, krankmachenden Wesenheiten« riechend wahrzunehmen. Das unterschwellige Meer der angenehmen und unangenehmen Gerüche bestimmt unsere Sympathien und Antipathien.

Was diese Pforte passiert und was abgewiesen wird, ist im wahrsten Sinne des Wortes schicksalsentscheidend. Kein Wunder, daß »Gesundheit«, »Helf Gott« und andere Heil- und Segenswünsche bei den meisten Völkern den Niesvorgang begleiten. Oder daß das Niesen (wie auch sein Gegenteil, das Gähnen) bei schamanistischen Seancen häufig das Erscheinen eines Hilfsgeistes oder eines anderen »Jenseitigen« ankündigt.

Der indische Ayurveda rät uns, das Niesen auf keinen Fall zu unterdrücken. Falsche Vorstellungen, die sich in der Seele einnisten wollen, werden genauso hinausgepustet wie unangebrachte Sexualphantasien. Auch in unserer Kultur schenkte man dem Niesen viel Beachtung. Bei den Kelten hieß es, indem ein krankes Kind niest, treibt es die bösen Geister aus, und der Zauber ist gebrochen. Im Mittelalter glaubte man, das Niesen verrate die Anwesenheit von Geistern. Konsequenterweise wurde das Pulver der *schwarzen Nieswurz* (*Helleborus*), genau wie das des *weißen Germers* (*Veratrum*) Besessenen und Geisteskranken verabreicht. Die humorpathologischen Ärzte verwendeten die schwarze Nieswurz, um »schlechte Säfte« zu purgieren: die ins Hirn gestiegene »schwarze Galle«, die Depressionen (Melancholie) verursacht; die übermäßige Ansammlung von Schleim, der träge und phlegmatisch macht, und die gelbe Galle, die jähzornig macht.

Noch bis in dieses Jahrhundert galt Niesen als gesund. Man schnupfte den »Schneeberger«, der neben Tabak auch *Nieswurz* und *Maiglöckchen*pulver enthielt, um »das Gehirn zu reinigen«.

Wenn unser wunderbares Riechorgan aufgrund von Schnupfen oder Grippe versagt, helfen uns verschiedene Kräuter. Tees aus *Holunderblüten, Augentrost* und *Goldrute* helfen, den Schnupfen schnell loszuwerden. Dazu kann man Dampfinhalationen mit Heilpflanzen machen, die ätherische Öle enthalten, wie *Kamille, Eukalyptus* oder *Fichtennadeln.*

Auch das Blinzeln und der Tränenfluß gehören zu den ersten Abwehrreaktionen. Wenn diese Abwehr versagt und Staub oder Wind die Augen irritieren und Bindehautentzündungen, Gerstenkörner oder Triefaugen hervorrufen, so ist dagegen manch Kräutlein gewachsen. An erster Stelle steht der *Augentrost* (*Euphrasia officinalis*). Die alten Ärzte erkannten in der blaßvioletten Blüte mit der dunkelvioletten Äderung und dem gelben Pünktchen die Signatur eines kranken Auges. Wenn man gereizte Augen mit Augentrosttee ausspült – entweder mit einem

Augenbad oder einem Umschlag – gehen die Beschwerden rasch zurück. Auch skrofulöse Augenerkrankungen bei Kindern werden durch die äußerliche Anwendung des hübschen Rachenblütlers sehr gemildert. (*Weiß 1991:433*) Innerlich, als heißer Tee getrunken, hilft Augentrost bei Schnupfen und Nebenhöhlenentzündungen. Der nah verwandte *Klappertopf* (*Rhinanthus*), ebenfalls ein Halbschmarotzer, der auf trockenen Wiesen wächst, soll eine ähnliche Wirkung haben.

Aus der, von den Germanen als »Auge des Sonnengottes Baldur« bezeichneten, *Kamille* lassen sich ebenfalls reinigende, beruhigende Augenumschläge (Aufschläge) bereiten. Besser ist jedoch der Augentrost.

Als Augentonikum und vorbeugend gegen Grauen Star und Sehschwäche benutzte man früher das *Schöllkraut* (*Chelidonium majus*). Chelidonium bedeutet »Schwalbenkraut«. Die Griechen glaubten, daß die Schwalbenmütter die Augen ihrer Jungen damit einreiben, damit sie sehen können. Maria Treben, die vieles von der alten Kräuterkunde wieder bekannt gemacht hat, zerrieb einen Schöllkrautstengel zwischen den Fingern, verdünnte den ätzenden, goldgelben Saft mit frischem Tau und strich ihn mit dem Zeigefinger über die geschlossenen Augenlider. »Ich habe jedesmal die wohltuende Empfindung, als ob ein Schleier von meinen Augen weggezogen würde«, schreibt die Kräuterfrau. (*Treben 1986:48*)

Etwas für die Lungen

Mit jedem Atemzug ziehen wir den lebenserhaltenden Sauerstoff, das Geschenk der Pflanzen, in unsere Lungen. Im Wald, im Gebirge oder am Meer spüren wir diese belebende Kraft am stärksten. In den Städten, Fabriken und Büros dagegen ist die Luft nicht so rein. Egal wie sauber man das Zimmer geputzt hat, die einfallenden Sonnen strahlen lassen unzählige, winzige, in der Luft schwebende Staubkörperchen sichtbar werden. Diese tanzenden, flimmernden Partikel sind ideale Luftschiffe für Mikroben jeglicher Art. Mit jedem Atemzug gelangen sie in unseren Körper. Zum Glück sind die Bronchien innen von unzähligen kleinen Flimmerhärchen (Zilien) überzogen. Die Härchen bewegen sich ständig wie ein wogendes Weizenfeld. Ihre Aufgabe ist es, die in Schleim gehüllten Fremdkörper aufwärts zu bewegen, so daß sie ausgehustet werden können. Übrigens, ein guter Grund mit dem Tabakrauchen aufzuhören: Nikotin lähmt die Zilien.

Wird die Eingangspforte der Lungen dennoch von pathogenen Eindringlingen überwältigt und kommt es zu Schleimhautentzündungen im Nasen- oder Rachenraum oder sind gar die Lungen selbst angeschlagen, dann stehen erneut Kräuter als Verbündete zur Verfügung, um die körperliche Unversehrtheit wieder herzustellen. In Frage kommen da zunächst erweichende, schleimhautschützende Heilkräuter (*Muzilaginosa*) und dann, um das Abhusten zu erleichtern, schleimlösende Kräuter (*Expektorantien*).

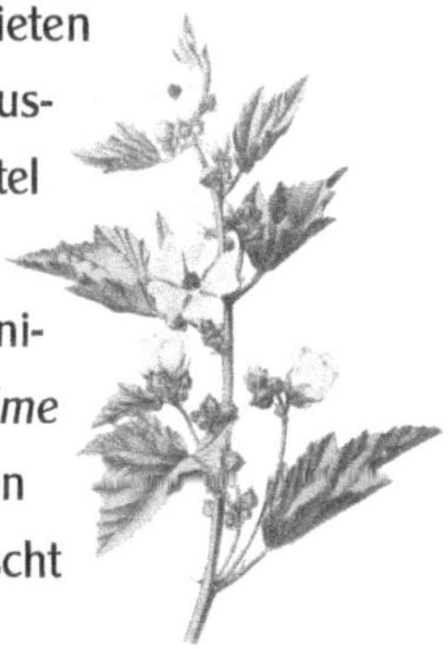

Als reizlindernde, schleimhaltige Hustenmittel bieten sich zum Beispiel folgende an: *Eibisch*, als Kaltwasserauszug oder Sirup; *Malve* oder *Käsepappel* als Gurgelmittel und Tee; die Blüten der *Königskerze, Spitzwegerich*-kraut, *Isländisches Moos* und, falls man eine amerikanische Quelle hat, die Innenrinde der *amerikanischen Ulme* (*slippery elm, Ulmus fulva*). Diese Schleimdrogen können auch von kundiger Hand miteinander gemischt werden.

Eine besondere Rolle spielt der *Huflattich*, dessen lateinischer Name *tussilago* »ich vertreibe Husten« bedeutet. Der gut schmeckende Huflattichtee (Blätter und Blüten) wirkt nicht nur schleimhautschützend, sondern auch bronchialberuhigend. Bei allen Lungenleiden, auch bei chronischen, ist er das bevorzugte Hustenmittel. Leider hat die vom BGA eingesetzte Kommission E diesem wunderbaren Heilkraut eine Negativ-Monographie erstellt. Das bedeutet, daß es nicht mehr im Handel vertrieben werden darf, denn es enthalte Spuren des berüchtigten, leberkrebserzeugenden Pyrrolizidin. Aber wie wir schon im ersten Kapitel andeuteten, sind die Alkaloid-Mengen so gering, daß sie für den Menschen wirklich keine Gefahr darstellen. (*Weiß 1991:261*) Auf den Huflattich würde ich nie verzichten; ich halte mich an den guten Rat von Frau Dr. med. Veronika Carstens, Gattin des ehemaligen Bundespräsidenten, die da sagte: »Wenn man den Huflattich verbietet, dann pflanze ich ihn mir eben in meinem Garten an!«

Das Abhusten des dickflüssigen Sputums wird durch Tees oder Sirups aus saponinhaltigen Heilpflanzen erleichtert. Dazu zählen die Wurzeln der *Schlüsselblume* (*Primula officinalis*), die Wurzeln des *wohlriechenden Veilchens* (*Viola odorata*), des *Seifenkrauts*, der *Bibernelle* (*Pimpinel la saxifraga*), des echten *Alants* sowie das Kraut des *Lungenkrauts*.

Mit jedem Atemzug nehmen wir nicht nur Lebenskraft (Od, Prana) auf, sondern auch die unsichtbaren spirituellen Energien, die unsere Umwelt durchfluten. Inspirationen werden uns beim Atmen ebenso zuteil wie negative Gedanken- und Gefühlsschwingungen, die eine Atmosphäre geistig verseuchen. Das lateinische Wort *inspiratio* bedeutet schließlich beides, Einatmung und Eingebung.

Ist die Luft seelisch unrein, fällt es sensiblen Menschen oft ebensoschwer, frei zu atmen, als wäre sie voll Rauch oder Staub. Unwillkürlich müssen sie husten, schnauben oder schniefen. Hält eine solche Situation länger an, kann es zu klassischen psychosomatisch respiratorischen Leiden kommen, zu Heuschnupfen, Emphysemen oder Asthma.

Für den Heuschnupfen, einen Dauerschnupfen mit Niesreiz, wird allgemein der Pollenflug verantwortlich gemacht. Aber er hat auch eine starke seelische Komponente. Viele Heuschnupfenallergiker berichten, daß sie weniger anfällig sind, wenn es ihnen gutgeht, wenn sie sich beispielsweise verlieben oder von einem reichen Onkel Geld geerbt haben. Lindernd wirkt für viele der Leidenden ein heißer *Holunderblütentee.* Wirksam ist auch der Aufguß des ephedrinhaltigen *Meerträubels* (*Ephedra vulgaris*) oder des *Augentrosts* (*Euphrasia officinalis*). Auch eine *Hanf*tinktur, eine *Hanf*inhalation oder ein *Hanf*tee wird gelegentlich angewendet, um die mit der Allergie verbundenen seelischen Knoten zu lockern.

Lungenemphyseme, die nicht unmittelbar von der Luftverschmutzung (Staublunge) herrühren, sind oft psychogen. Der Leidende bekommt keine Luft, die Atmosphäre seines sozialen Umfeldes droht ihn zu ersticken. Auch hier hilft das Meerträubelkraut. Es läßt leichter atmen und er hellt dank seiner amphetaminartigen Wirkung die Stimmung.

Beim Asthmatiker hingegen scheint es, als traue er sich nicht auszuatmen. In der repressiv-autoritären Atmosphäre, in der er lebt, empfindet er unbewußt, daß jedes Aushauchen seine Mitmenschen stört. Das Leiden läßt sich schwer vertreiben, da es durch die familiäre oder berufliche Situation mitbedingt ist. Lindernd wirkt neben dem bewährten Ephedra-Tee allenfalls das Einatmen von ätherischen Ölen wie Thymian, Eukalyptus oder Ysop. Am besten hilft wohl die altmodische »Asthmazigarette«, die ihre Wirkung vor allem dem Bilsenkraut oder dem Stechapfel verdankt. In den USA waren diese Zigaretten rezeptfrei in Drogerien und Apotheken erhältlich, bis die Behörden schließlich darauf kamen, daß Hippies diese Glimmstengel zu »Reisezwecken« mißbrauchten.

Stechapfel, parasitische Entitäten und Mumien

Zum Thema Atemnot eine Geschichte mit Happy End: Der Onkel, den wir in Norwegen besuchten, war neben seiner recht beleibten Frau eine eher schmächtige Erscheinung. Seit seiner Pensionierung hatte sich sein Asthma derart verschlimmert, daß er ständig am Inhalator hing. Die beiden waren fromme und sehr ordentliche Leute. Sie hielten ihr schmuckes Häuschen penibel sauber, gingen oft in die Kirche und sagten vor jeder Mahlzeit fleißig ihre Gebete. Weder Arzt noch Gebet schienen, was die Gesundheit betraf, dem Mann helfen zu können. Bis zu seinem Lebensende werde er sich wohl mit seinem Zustand abfinden müssen, hatte ihm der Doktor gesagt. Verstohlen fragte er mich, ob es nicht doch ein Kräutlein für sein Asthma gäbe? Mir kam nichts in den Sinn. Doch später, als ich gerade auf einem bewaldeten Hügel saß, wo einst ein Odin-Heiligtum gestanden hatte und ein paar Raben krächzen hörte, kam die Inspiration. Der arme Mann wurde geradezu von der Tugend erdrückt, von den moralisierenden Kirchenpredigten, von seiner dominierenden Frau, einer ehemaligen Krankenschwester, und vom Zwang zur übertriebenen Ordentlichkeit. Er brauchte etwas Wildes, etwas Chaotisierendes – etwas vom Diabolos, damit er wieder ganz werden konnte, damit das wilde Tier, das in jeder Seele lebt, auch in ihm leben und atmen konnte. Was wäre da besser als ein zünftiges Hexenkraut, ein Nachtschattengewächs, etwa das Bilsenkraut?

Eine altmodische Asthmazigarette würde ihm sicherlich guttun! Und da ich zur Zeit kein Bilsenkraut hatte, verließ ich mich auf den ähnlich wirkenden Stechapfel, der zufällig in meinem Garten wuchs. Folgende Rauchmischung stellte ich für ihn zusammen: 10 Teile *Huflattich*blätter, wegen ihrer bronchialentspannenden und schleimhautschützenden Wirkung, und 1 Teil *Stechapfel*blätter (*Datura stramonium*).

Er sollte sich diese Mischung in die Pfeife stopfen oder sich eine Zigarette daraus drehen und rauchen – aber nicht viel. Ein oder zwei tiefe Lungenzüge würden genügen. Sinn und Zweck der Übung war ja nicht, auf dem Blocksberg tanzen zu gehen, sondern lediglich die Verspannung zu lösen, die ihm die Kehle zuschnürte.
Er folgte den Anweisungen genau und schrieb einen Monat später, daß er völlig beschwerdefrei sei. Ein halbes Jahr später schrieb er erneut, er sei noch immer beschwerdefrei, aber nun habe plötzlich sein kleines Enkelkind asthmatische Anfälle. Es war, als sei die Krankheit auf das schwächste Mitglied in der Familie übergesprungen.
Was sollte man da machen? Man kann einem fünfjährigen Kind doch nicht die tropanalkaloidhaltigen Blätter des Stechapfels verschreiben! Zum Glück hatte sich Samuel Hahnemann schon vor über zweihundert Jahren mit derartigen Problemen herumgeschlagen und war auf die Idee gekommen, die Giftsubstanzen homöopathisch zu verdünnen und durch lang andauerndes Schütteln zu potenzieren. Meine Frau bereitete also eine homöopathische Stramonium-Tinktur, die das Kind bei Bedarf tröpfchenweise einnehmen sollte. In weniger als einer Woche verschwanden die Symptome vollständig, und die Familie ist bis heute beschwerdefrei.

Diese Erfahrung bestätigt wieder einmal, was schon die alten Kelten und Germanen wußten, nämlich, daß Krankheiten unsichtbare parasitische Entitäten sind. Sie können innerhalb des Körpers von einer Stelle zur anderen wandern oder auch auf andere Lebewesen, Mensch, Tier oder Pflanze, überspringen. Auch der Ayurveda beschreibt Krankheiten als Wesen, die den durch unvernünftige Lebensführung geschwächten Körper okkupieren. Schamanistische Heilkunst besteht hauptsächlich darin, diese vampirhaften Entitäten zu orten und zu vertreiben. Paracelsus glaubte nicht daran, daß man sie töten oder vernichten könne, denn sie sind ja bereits »geistig«, »entkörpert«. Für ihn bestand die ärztliche Kunst darin, die parasitische Entität mit Hilfe des geeigneten *Arkanums* (aufbereitetes Heilmittel) und zur geeigneten Stunde (astrologische Konstellation), auf eine *Mumia* zu übertragen. Paracelsus verstand unter »Mumia« nicht, wie üblich, den aus dem Nahen Osten eingeführten Asphalt oder gar die Mumien aus ägyptischen Gräbern, die sich aufgrund der Harze und aromatischen Balsamierungsstoffe als pharmazeutisch höchst wirksam erwiesen. Für ihn war die Mumia ein Gegenstand, eine Puppe oder ein Baum, auf den der körperlose Krankheitsgeist transplantiert und damit »entsorgt« werden konnte. Der Stechapfel eignet sich durchaus als effektives Arkanum, mit dem die Krankheitsgeister sichtbar gemacht und zum Weiterziehen veranlaßt werden können. Nur muß man ihnen einen »Körper«, eine »Mumia« bereitstellen (ein Loch in einem Baumstamm, das man wieder zupfropft; eine »Puppe«, die man in hinwegfließendes Wasser wirft), damit sie nicht wiederkommen.

Der Stechapfel und das Bilsenkraut sind klassische Schamanenkräuter. Diese Nachtschattengewächse mit gefährlichen Tropanalkaloiden wurden in Asien von den *Jhankries* und *Ojhas* (Schamanen), in Europa von den »Hexen« und Zigeunern und in Süd- und Mittelamerika von den *Brujos* (Zauberern) und Medizinmännern verwendet. Die Wirkung der Nachtschattengifte besteht darin, daß sie das Bewußtsein vom alltäglichen unmittelbaren Nexus lösen, so daß der Geist »reisen« kann, und zwar sowohl im Mikrokosmos des eigenen Leibes als auch außerhalb davon. Die Richtung der Reise wird durch das bestimmt, was den Reisenden am meisten interessiert oder fasziniert. Da die meisten Menschen mehr an sexueller Lust als an allem anderen interessiert sind, wirken diese Pflanzen für sie vor allem als Aphrodisiaka, und zwar oft als sehr gefährliche, denn bei falscher Dosierung kann es zu tödlichen Unfällen kommen. Ein eingeweihter Schamane, der – einem Yogi gleich – auch seine eigenen körperlichen Reaktionen kennt, kann jedoch an ganz andere Orte reisen als der gewöhnliche, von sexuellen Begierden besessene Mensch. Mit Hilfe der Nachtschatten-Power hat er Zugang zu jedem Leibesorgan und kann es durchleuchten. Er vermag sich selbst zu heilen und gesund zu erhalten, indem er mitten in den Krankheitsherd »hineinfliegt« und ihn energetisch mit dem Licht seines Bewußtseins und guten »Schwingungen« behandelt oder die Entität zum Verlassen seines Leibes bewegt. Die indianischen Medizinmänner locken die, oft als häßlicher Zwerg oder als Giftwurm visualisierte, Entität mit Tabak und saugen oder wedeln sie mit Adlerfedern heraus. Anderswo wird die Entität mit Speisen oder Opfergaben gelockt. Von Geistern, die Warzen verursachen, kann man sich sogar mit ein paar Pfennigen loskaufen, wie mir eine erfolgreiche Warzenheilerin erzählte.

Meistens jedoch benutzt der Schamane antipathische Heilpflanzen, die diese Geister nicht mögen. Die Tees oder Salben werden so lange getrunken oder eingerieben, das Kräuteramulett wird so lange getragen, bis diese Entitäten wirklich nicht mehr zurückkehren wollen.

Allgemein glaubt man, daß der Heiler während der Heilseance in den Körper des Patienten hineinschaut oder hineinreist. Das ist aber nur bedingt wahr. Mit Hilfe des Nachtschattengewächses oder anderer tranceinduzierender Mittel (Trommeln, Rasseln usw.) stimmt er sich vor allem auf den Kranken ein. Er wird »leer«, was das persönliche Empfinden betrifft. Sein Körper und sein Geist werden zum Resonator, der die Schwingung des Patienten aufnimmt. Wie beispielsweise Edward Bach, der den Schmerz, die Beklemmung, ja sogar die physischen Symptome seiner Patienten spürte, noch ehe sie das Wartezimmer betraten, empfindet der Schamane das Leid des anderen im eigenen Körper. Indem sich der Schamane mit diesem Schmerz und diesem Unbehagen auseinandersetzt und es schließlich in sich selbst überwindet, heilt er die Krankheit. Dieses Schamanisieren wird oft als ein Kampf mit Geistern oder Dämonen visualisiert. Unterliegt der Schamane, wird auch er krank, manchmal stirbt er sogar. Da die Krankheit aber eigentlich nichts mit ihm zu tun hat, da sie nicht zu seinem *Karma* gehört, besteht weniger Gefahr für ihn. Zudem hat er seine Hilfsgeister. Und er hat Verbündete in Form der Heilpflanzen, die er dem Patienten administriert und mit denen er räuchert.

Auch er benutzt eine »Mumia«. Das ist der blutige »Wurm«, der introjizierte Kieselstein oder das Haar, das er dann triumphierend herauszieht oder -saugt und anschließend entsorgt, indem er es vergräbt, auf einen Baum überträgt, dem bösen Zauberer zurück schickt, in den Bach wirft oder was auch immer.

Nachtschattengewächse, die in berufener Hand die »Schatten der Nacht«, die Geister der Dunkelheit, sichtbar machen, sind auf der ganzen Welt Kraftpflanzen, die wichtigsten Verbündeten der heilenden Schamanen.

Im Fall des Norwegers, dem ein Tugenddämon die Atemkraft genommen hatte, half die Kraft des Stechapfels. Der innige Wunsch, von der Atemnot befreit zu werden, gab dem Stechapfelgeist die Richtung vor – nicht müßiges Experimentieren oder eitle Neugier, die im Verbund mit dieser Kraftpflanze oft zu einem tragischen Ende führt.

Erbrechen und Durchfall

Die Speiseröhre und der Magen sind die nächsten Eingangspforten, durch die Krankheitserreger oder Giftstoffe in die Festung des Körpers eindringen können. Nase und Geschmacksknospen alarmieren das autonome Nervensystem, wenn ein fauliger, stinkender, bitterer oder ungewohnt scharfer Geschmack das in den Mund Genommene verdächtig erscheinen läßt. Hat man schon geschluckt, wird automatisch der Brechreflex aktiviert, und der unbekömmliche Brocken fliegt im hohen Bogen wieder hinaus. Aber auch wenn er nicht sofort erbrochen wird, erwartet den eingeschleusten Krankheitserreger ein Säurebad (pH Wert 3), das nur die wenigsten von ihnen überleben.

Selbstverständlich hat der Brechreflex, wie alle autonomen Funktionen des vegetativen Nervensystems, eine starke seelische Komponente. Es sind nicht nur vergammelte Speisen, zuviel Alkohol oder der Gestank von Verwesung und Kot, was Menschen »zum Kotzen« finden. Oft ist es auch das, was man sonst noch so schlucken mußte: Enttäuschung, Erniedrigung, Frust, Lügen. Auch das ist unbekömmlich und krankmachend.

Dieser Reflex spielte und spielt in der Heilkunde aller Kulturen eine Rolle. Neben abführenden und schweißtreibenden Mitteln nahmen die indianischen Medizinmänner oft auch Brechmittel (Emetika), um sich vor einer Heilseance oder vor der Begegnung mit den Geistwesen zu reinigen. Auch den Kranken wurden Brech- und Purgiermittel gegeben, um die Krankheit, sei es in Form eines bösen Geistes oder einer magischen Introjektion, hinauszubefördern. Die ägyptischen und griechischen Heilpriester gaben ihren Patienten ebenfalls Brechmittel und Abführmittel, ließen sie fasten und beräucherten sie, damit sie gereinigt in den Tempelschlaf geleitet werden konnten.

Bei den galenischen Ärzten des Mittelalters stand das Purgieren, das Austreiben der »schlechten Säfte«, im Mittelpunkt ihrer Therapie. Sie glaubten, daß nicht nur der Magen-Darm-Trakt durch Erbrechen und Einläufe von schädlichen Humoren gereinigt würde, sondern durch eine Art Saugaktion auch die dahinterliegenden Gewebe und inneren Organe. Die Beseitigung der »Kakochymie« würde sich auch auf die seelische Gesundheit auswirken und dem Patienten die Schwermut, die Trägheit, den Zorn oder die Eitelkeit nehmen. Als pflanzliche Brechmittel nutzten Ärzte und Heiler Bitterdrogen (u. a. *Enzian*) in erhöhter Dosis, *Senfmehl*, *Holunderblätter*, *Waldbingelkraut*, *Veilchenwurzeln* und vor allem, bis zur Einführung der südamerikanischen Brechwurzel (*Ipecacuanha*), die *Haselwurz* (*Asarum europaeum*).

Das induzierte Übergeben ist heute generell aus der Mode gekommen. Nur Ipecacuanha findet man noch im Medizinschrank. Das Brechmittel eignet sich hervorragend bei Vergiftungen von Kindern und ist einfacher zu handhaben als eine Magenspülung. (*Weiß 1991:265*)

Wie eng der Brechreiz mit dem Seelenzustand in Verbindung steht, zeigt die afrikanische Giftprobe. Die Giftprobe ist ein wichtiger Bestandteil des traditionellen Justizsystems. Bei einem Kapitalverbrechen, vor allem bei einem Voodoo-Mord, muß der Angeklagte seine Unschuld unter Beweis stellen, indem er auf eine Tribüne steigt und in aller Öffentlichkeit einen Giftbecher leert. Die giftige Brühe wird, unter Beimengung von Eidechsen, Schlangen und eventuell dem Herz eines vorangegangenen Opfers, aus der Rinde des *Tali*-Baumes (*Erythrophloeum guineese*) hergestellt. (*Davis 1985:238*) Der Häuptling, dessen Aufgabe es ist, die Giftrinde abzuschälen, bittet den Deva des Baumes um Hilfe: »Wir sind gekommen und rufen dich an, einen Streit zu schlichten. Du bist ein Baum, der nie lügt, ein mächtiger Baum. Du läßt allen Gerechtigkeit widerfahren!« Ist der Angeklagte unschuldig, wird er sich nach dem Trinken der scheußlichen Brühe übergeben müssen, und er wird leben; ist er dagegen schuldig, wird er das Gift nicht erbrechen können und wird sterben müssen. Dieses Gericht ist kein gewöhnliches Gottesurteil, wie es den Hexen in Europa zugemutet wurde, sondern beruht auf genauster Kenntnis der Funktion des vegetativen Nervensystems und der toxikologischen Wirkung der Ingredienzien. Einem Lügner wird das Gift wie Blei im Magen liegen, da der durch die Angstreaktion aktivierte Sympathikus nicht nur Adrenalin ins Blut jagt, sondern auch sämtliche Regungen des Verdauungssystems lähmt. Der Unschuldige dagegen wird es mit Leichtigkeit herausspeien können. (*Grossinger 1982:132*) Der Ethnomediziner Georg Harley berichtet von einer selbstsicheren alten Mano-Frau, die die Zuschauer von ihrer Unschuld überzeugte, indem sie gleich zwölf Giftbecher hintereinander trank, alle sofort wieder erbrach und dann, ihren perönlichen Triumph auskostend, stolz von der Tribüne hinabstieg. (*Harley 1941:156*)

Zu der Überzeugung, daß böse, krankheitsverursachende Geister beim Erbrechen aus dem Leibe fahren, gelangte auch ein holländischer Priester. Immer wieder hätte er hellsichtig wahrgenommen, wie leibhafte kleine Teufelchen dabei das Weite suchten. Daß diese Beobachtung ihre Richtigkeit hat, wissen viele Studenten intuitiv: Ein gelegentliches Saufgelage im Beisein bester Freunde ist geeignet, eine regelrechte seelische Katharsis herbeiführen. Alle im Universitätsmilieu aufgeschnappten, halbverdauten, oftmals falschen und letztendlich krankmachenden Ideen, Vorstellungen und Einbildungen kommen im Alkoholrausch nach dem römischen Motto *in vino veritas* zur Sprache und finden im Freundeskreis anstandslose Bewertung. Dabei wird der ganze »Bullshit« – so nannten wir es auf dem College – schleunigst eliminiert. Nach dem »Kotzen«, fühlte man sich erleichtert und seinen Freunden wieder näher.

Diese bei uns gesellschaftlich eher verpönte Art der Seelenwäsche ist fester Bestandteil traditioneller Einweihungs- und Pubertätsriten. Holger Kaiweit schreibt über die Erziehung zum Medizinmann bei den Seminol-Indianern: »Jeden Morgen gab der alte Schamane seinen Schülern Brechmittel; Fasten und Brechen, so glaubten die Seminolen, erhöhe die persönliche, moralische, intellektuelle und religiöse Kraft.« (*Kalweit 1987:22*)

Natürlich kann der Brechreiz auch zum Problem werden, wenn der Magen nervös ist und das Essen nicht drinnen bleiben will. Auch da helfen Kräuter, die sogenannten Anti-Emetika: *Dill, Fenchelsamen, Pfefferminztee, Gewürznelken.* Bei Sodbrennen, Übersäuerung und Magenübelkeit leistet ein *Mädesüß*tee oder ein Schluck des bitteren *Wermut*tees gute Dienste.

Sam Thomson und die Lobelie

Eine nordamerikanische Glockenblumenart, die blaßblau blühende Lobelie (*Lobelia inflata*) machte als Emetikum Geschichte. Dieser Geschichte, die eng mit dem Leben des Kräuterheilers Samuel Thomson (1769-1843) verbunden ist, wollen wir hier nachgehen, denn sie gibt Aufschluß über unser Thema.
Sam Thomson wuchs als ältestes Kind einer bitterarmen Pionierfamilie in einer abgelegenen Gegend von New Hampshire auf. Er war des öfteren krank, und da sich die Hinterwäldler keinen Arzt leisten konnten, holten sie die alte Witwe Benton, die ihn mit selbstgesammelten Kräutern behandelte. Da ihre Kuren praktisch immer erfolgreich waren, weckten sie in dem jungen Samuel ein Interesse für die Kräfte der Pflanzen.
Für die Schule blieb wenig Zeit, er mußte das Vieh hüten. Zum Zeitvertreib stimmte sich der Hirtenjunge auf die Wildpflanzen ein. Er kostete alles, was da wuchs, und beobachtete die Wirkung, die die jeweilige Pflanze auf ihn hatte. Als er nur ein Blättchen der Lobelie zerkaute, mußte er fürchterlich brechen.
Zum Scherz gab er es dann auch anderen Jungen und amüsierte sich über ihre Reaktion. Eine Ahnung von der in dem Kräutlein schlummernden Heilkraft bekam er, als er das *pukeweed* (Kotzkraut), wie er es nannte, einem Nachbarfarmer zum Probieren gab. Der arme Mann mußte sich heftig übergeben, er schwitzte aus allen Poren, zitterte wie Espenlaub und wurde totenblaß. Nachdem er sich ein wenig erholt hatte, stampfte er fluchend fort. Sam wußte, daß er es zu weit getrieben hatte. Als er den Farmer jedoch das nächste Mal sah, strahlte dieser über das ganze Gesicht: »Was ist das für eine wunderbare Medizin? Seit langem habe ich mich nicht mehr so wohl gefühlt, solch guten Appetit gehabt und so viel Arbeitskraft wie nach dieser Kur!«

Mißtrauen gegen die Schulmedizin regte sich in Sam, als seine Mutter ernstlich krank wurde. Der Arzt diagnostizierte »galoppierende Schwindsucht« und behandelte sie nach den modernsten konventionellen Erkenntnissen mit Aderlässen und Giften. Später schrieb Thomson dazu: »Was das Galoppieren betrifft: Die Ärzte sind die Reiter, und ihre Peitsche sind Quecksilberpräparate, Opium und Vitriol. Innerhalb von neun Wochen galoppierten sie die Patientin aus der Welt hinaus!« (*Griggs 1982:163*) Als die Mediziner einige Jahre später auch seine Tochter bis an den Rand des Todes therapierten, besann er sich auf die Kräuter der Witwe Benton und begann selbst zu behandeln, zuerst seine Familie, dann die Nachbarn, das Dorf und den ganzen Bezirk. Und er hatte Erfolg. 1805 wütete eine Gelbfieberepidemie. In seinem Dorf Alstead gab es unter seinen Patienten keinen einzigen Toten; im Nachbardorf Walpole, wo nach konventioneller Methode behandelt wurde, starb die Hälfte der Bevölkerung. 1807 hatte er den selben Erfolg bei einer Ruhrepidemie und wurde damit zum schwarzen Schaf der etablierten Mediziner. Es wurde Zeit, ihm einen Denkzettel zu verpassen!
1809 wurde er wegen Mordes verhaftet und mitten im Winter in eine ungeheizte Zelle gesteckt. Nach Aussage eines Dr. med. French hatte der »Scharlatan« einen jungen Mann mit einer Dosis *Lobelia* umgebracht. Nur der Umstand, daß die von der Anklage als Beweis vorgeführte Giftpflanze von einem Botaniker zweifelsfrei als der harmlose Sumpf-Rosmarin identifiziert wurde, rettete ihn vom Strang.

Wie sehr die Ärzteschaft den »Quacksalber« haßte, wurde offensichtlich, als ein wutentbrannter Dorfarzt mit der blanken Sense auf Thomson losging, als dieser beim Sonntagsspaziergang an seinem Anwesen vorbeikam. Der Kräuterheiler ließ sich jedoch nicht unterkriegen. 1883 patentierte er seine Heilmethode und gründete die erste erfolgreiche Heilkräuterbewegung in den USA. Thomsons *Friendly Botanical Society* zählte bald mehrere Hunderttausend

Anhänger. Erst um die Jahrhundertwende, mit dem Siegeszug der synthetischen Pharmazeutika verblaßte der »Thomsonismus«. Interessanterweise erlebt diese Heilkunde heutzutage eine Renaissance in den USA.

Die damaligen Schulmediziner vertraten die Ansicht, daß es ihre Aufgabe sei, die Krankheit mit den, schärfsten Waffen zu bekämpfen. Als heldenhafte Kämpfer gegen den Tod forderten sie eine »heroische Medizin« und rückten dem Feind mit Giften (Vitriol, Arsen, Quecksilberchlorid) und Skalpell zu Leibe. Daß die Patienten dabei schwer in Mitleidenschaft gezogen wurden, galt als bedauerlich. Dieses aggressive medizinische Paradigma hat in der Schulmedizin bis heute seine Gültigkeit, nur sind die Waffen, genau wie in der Militärtechnik, moderner geworden (Antibiotika, Chemotherapie, Strahlentherapie).

Thomsons Ansatz war ein anderer. Die Aufgabe des Heilers besteht demnach vor allem darin, die natürliche Heilkraft, die *vis medicatrix naturae*, des Kranken zu aktivieren. Kräuter und Hitze sind dabei seine stärksten Verbündeten.

Thomsons Krankheitstheorie ist ebenso einfach wie effektiv. Ihm zufolge entstehen alle Krankheiten durch eine Verminderung oder den Verlust der animalischen Wärme und der sich daraus ergebenden Störungen und Staus im Fluß der »Säfte«. Wenn den Lungen die Wärme, diese Vitalenergie, entzogen wird, kann es zu Lungenerkrankungen kommen, von der Bronchitis bis hin zur Lungenschwindsucht. Findet der Wärmeverlust in den Gliedern statt, kann es zu verschiedenen rheumatischen und arthritischen Beschwerden kommen. Im Darmbereich verursacht die Kälte alles, von der Kolik bis zur Cholera. Fehlt die lebenbringende Wärme, dann bildet sich als Symptom der Säfteblockierung der sogenannte *canker* (Belag, Verpilzung, Verhärtung) in den betroffenen Organen.

Die Heilung muß sowohl dem Wärmeverlust als auch der Stockung der Energien Rechnung tragen: Erstens müssen mit purgierenden Kräutern (vor allem der Lobelie) die Stauungen und Blockaden beseitigt werden. Zweitens muß dem angeschlagenen Organismus mittels einer Schwitzkur erneut Wärme zugeführt werden. Konkret sieht die Thomson'sche Kur so aus:

1. Der Kranke wird warm gewaschen, abgerieben (massiert) und in ein warmes Bett gelegt.
2. Dann bekommt er eine Tasse heißen Tee mit dem Brechmittel zu trinken. Das Gebräu enthält Lobelia, Cayenne-Pfeffer sowie die für die Krankheit spezifischen Kräuter (Lungen-, Magen-, Leberkräuter). Gleichzeitig wird eine Portion des Tees als Klistier eingeflößt. Falls diese Behandlung nicht sofort heftiges Erbrechen auslöst, wird sie zwei- oder dreimal wiederholt. Zwischen dem Erbrechen gibt es zusätzlich erfrischenden Kräutertee.
3. Nach dieser Purgierung, die mehrere Stunden dauern kann, kommt der Patient in das Schwitz- oder Dampfbad. Danach folgt eine kalte Dusche und Abreibung. Zum Schluß bekommt der Patient bitteren, magenstärkenden Tee zu trinken.

Dies ist eine recht aufwendige Behandlungsmethode, für den Patienten ebenso wie für den Therapeuten. Gegenüber der konventionellen Praxis erwies sie sich als sehr erfolgreich. Heute wissen wir warum: Körpereigene Abwehrkräfte werden aktiviert, und das Immunsystem wird stimuliert. Oder, in der Sprache der heute populär werdenden chinesischen Medizin, Chi-Energien werden bewegt.
Thomson berief sich vor allem auf die Lehre des Hippokrates. Bei näherer Betrachtung jedoch ähnelt der Thomsonismus viel eher der Heilkunde der Indianer und wäre demnach ein Musterbeispiel kultureller Diffusion. Die Lobelie war eine der wichtigsten Heilpflanzen der östlichen Waldlandindianer – auch der Penobscot, die einst die Gegend besiedelten, in der Thomson aufwuchs. Die Indianer benutzen das Kraut als Schwitz- und Brechkur, um böse Geister aus dem Körper zu jagen. Häuptlinge nahmen es vor der Ratssitzung, um einen

klaren Bauch und Kopf zu bekommen. (*Erichsen-Brown 1989:427*) Viele Stämme rauchten es bei Asthma, Bronchitis und Husten. Das Lobelienkraut wird auch »Indian tobacco« genannt, da es mitunter Bestandteil der Tabakmischung für die »Friedenspfeife« war. Die Meskwaki mischten gepulverte Lobelienwurzeln heimlich in das Essen sich streitender Paare, um sie wieder zusammenzubringen (*Weiner 1988:59*) Die Pawnee pflanzten Lobelia in ihre Medizingärten. Sie wandten diese starke Medizin jedoch selten an, aber dann mit Erfolg.

Auch die gleichzeitige Anwendung der Schwitzkur mutet recht indianisch an. Wir werden später darauf zurückkommen. Bei den Indianern, ebenso wie bei Thomson, galt Wärme als Ausdruck der Lebenskraft. Genau wie bei Thomson war der Aderlaß bei den indianischen Heilern verpönt, weil das warme, rote Blut Träger des Lebens ist. Einen Kranken zur Ader zu lassen, würde ihn zwangsläufig schwächen, glaubten sie. Und schließlich ist die Anwendung von Kräutern ein derart wichtiger Bestandteil der indianischen Heilkunde, daß die weißen Amerikaner die Phytotherapie noch heute schlichtweg als »Indian medicine« bezeichnen. Thomson benutzte 65 ein heimische (indianische) Kräuter. Der *Sumach* (*Rhus glabra, R. typhina*), auch Essigbäumchen genannt, war eines seiner Lieblingskräuter. Er mazerierte die säuerlichen, adstringierenden, roten Beeren in Wein und gab sie den Patienten zu trinken, um den »canker«, den weißen, pathologischen Belag der erkrankten Schleimhäute, zu vertreiben. Den Indianern galt der Sumach, dessen Laub sich im Herbst blutrot färbt, ebenfalls als heilige Pflanze. Sie mischten ihn mit anderen Rauchkräutern für ihre heiligen Pfeifen und brauten aus der adstringierenden Rinde Tees gegen Durchfälle, Soor und Entzündungen.

Thomson hatte gute Gründe, den, wahrscheinlich durch die alte Kräuterfrau Benton vermittelten, Einfluß der indianischen Heilkunde unerwähnt zu lassen. »Indian medicine« galt als verabscheuungswürdig primitiv, dem Fortschritt entgegengestellt. Ein Bekenntnis dazu

hätte ihn nur noch mehr in Verruf gebracht.
Die Amerikaner kennen die Lobelie als *pukeweed, gagroot, vomitwort* oder *emeticweed*, aber auch, in Erinnerung an den Volksheiler, *Thompson's herb.*
Das Glockenblumengewächs enthält 14 verschiedene Alkaloide (Pyridin- oder Piperidinalkaloide), die unter anderem anregend auf das Brech- und Atmungszentrum im Hirn wirken. Auf die Lungen wirkt das gerauchte Lobelienkraut beruhigend. In Überdosierung führt es, wie Nikotin, zu Schwindel. Die Wirkung gleicht der der ersten Zigarette, die ein Kind heimlich raucht. Eben weil es schwindlig macht, rauchten die Hippies Lobelienkraut als minderwertigen Marihuana-Ersatz. Wegen ihrer Giftigkeit setzte die amerikanische Drogenbehörde (FDA) die Lobelie auf die Liste der gefährlichen Pflanzen.

Depurgativa

Wenn der Brechreflex das Eindringen ekeliger, unbekömmlicher Substanzen oder ungewohnter Bakterienstämme nicht verhindern konnte, wehrt sich der Körper durch eine weitere Reaktion. Er putzt den Verdauungs trakt so schnell wie möglich aus, bevor allzuviel von der krankmachenden Substanz vom Darm absorbiert wird. Es kommt zu heftigem Durchfall. Auch Toxine, die von erkrankten inneren Organen stammen, werden auf diese Weise ausgeschwemmt.

In vielen Heiltraditionen wird diese natürliche Reaktion mit Hilfe von Abführmitteln und Darmspülungen künstlich nachgeahmt. Die Indianer glaubten generell, daß Krankheiten mit dem Essen und Trinken in den Körper gelangen und sich oft auch als Würmer und Darmparasiten manifestieren. Da ist es selbstverständlich, daß Abführmittel beim Heilen eine wichtige Rolle spielen. Bei den Indern gehört der Stuhlgang und womöglich ein Klistier zum täglichen Ritual der morgendlichen Reinigung. Die ayurvedische Therapie hält eine große Menge pflanzlicher Mittel für eine optimale Darmfunktion bereit.

Klistiere und Abführmittel spielten eine besonders wichtige Rolle bei den pharaonischen Ägyptern. Ägyptische Heilpriester verglichen den menschlichen Körper mit dem Niltal. Der Verdauungskanal, vom Mund bis zum After, wurde als mikrokosmisches Abbild des mächtigen Nil gesehen, der die Felder bewässert, düngt und gleichzeitig Unrat und Ungeziefer hinwegspült. Krankheit galt vor allem als Blockierung oder Veränderung des heilsamen Fließens. Demzufolge gehörten Abführmittel und Klistiere zu den wichtigsten Arzneien. Der berühmte Ebers Papyrus, in dem die vor 4400 Jahren in Ägpten benutzten Heilpflanzen aufgezeichnet sind, enthält viele darmpurgierende Mittel, darunter die Koloquinthe, die Sennesblätter, die wir heute noch als sicheres, darmschonendes Abführmittel benutzen, und das darmreinigende Rizinusöl. Die Hygiene der alten Ägypter schrieb eine monatliche Darmreinigung von mindestens drei Tagen vor.

Claudius Galen, der Leibarzt des römischen Kaisers Marc Aurel, berief sich auf die ägyptischen Vorbilder. Seine Vier-Säfte-Lehre ließ es notwendig erscheinen, die »Humore« – gelbe Galle, schwarze Galle, rotes Blut, weißer Schleim – in fließender Bewegung zu halten. Bei Verstopfungen würde sich schwarze Galle ansammeln und schließlich ins Gehirn steigen, wo sie nicht nur Kopfschmerzen, sondern auch Schwermut und Depression erzeugen würde. Also hatten auch hier Abführmittel Priorität. Galens Ideen waren für die westliche Medizin bis in die Neuzeit richtungweisend, ebenso wie die arabisch-islamische Heilkunde. Im Laufe der Zeit benutzten die Ärzte immer stärker wirkende Depurgativa wie die *Zaunrübe* (*Bryonia dioica*) und die *Aloe*. Von den Arabern kamen dann das *Manna* (*Fraxinus ornus*), die *Tamarinde* (*Tamarindus indicus*) und die *Purgierwinde* (*Convolvulus scrammonia*) hinzu.

Paracelsus propagierte die wirklich drastisch purgierende, giftig schwarze *Nieswurz* (*Helleborus niger*). Von dieser Nieswurz oder *Christrose* schreibt der Hohenheimer: »Ein Arzt, der allein diese Pflanze richtig zu gebrauchen weiß, hat Kunst genug« und »Sie entfernt aus dem Leib, was nicht in ihm sein soll.« Sie drainiert vor allem die schwarze Galle, als Niespulver aber zieht sie den weißen Schleim (Phlegma), als Brechmittel die gelbe Galle (Chole), und bei der Frau zieht sie das Menstrualblut. Sie ist ein drastisches Emmenagogum, ja sogar ein Abortivum. Wegen ihrer Giftigkeit geriet die Nieswurz allmählich in Verruf. Nicht jeder konnte so geschickt mit ihr umgehen wie Paracelsus. Die leichtsinnig mit ihr vorgenommenen Wurm- und Entlausungskuren, die Abtreibungen und die Behandlungen von Fallsüchtigen und Besessenen, denen man den bösen Geist austreiben wollte, verliefen oft tödlich.

Die Volksmedizin hält viele sanft wirkende, den Stuhlgang anregende Heilmittel bereit. Die am häufigsten verwendeten Pflanzen sind *Wegwarte, Quendelseide* (*Cuscuta europaea*), *Tüpfelfarn* und *Süßholzwurzel*. Etwas stärker wirkt der *Faulbaum* (*Frangula alnus*), dessen Rinde ein Jahr gelagert werden muß, um wirksam zu sein, die Beeren des *Kreuzdorns* (*Rhamnus cathartica*) und die Wurzeln der *Rhabarber-* und *Ampfer*arten. Die Wirkung der letztgenannten Abführmittel beruht auf der Anwesenheit roter Farbstoffe, der sogenannten Anthrazen-Verbindungen (Anthrachinonglykoside), mit denen man einst Wolle färb te. Indem die den Darm besiedelnden Koli-Bakterien den Zuckerteil (das Glykosid) verdauen, setzen sie die Wirkstoffe frei, die die Peristaltik anregen. Mit anderen Worten, die Wirkung der Faulbaumrinde oder des Kreuzdorns macht sich erst nach acht bis zwölf Stunden bemerkbar.

Neuste Ermittlungen haben ergeben, daß allein in der Bundesrepublik ein Drittel der Männer und die Hälfte der Frauen von chronischer

Darmträgheit betroffen sind. Schuld daran ist vor allem die »Zivilisationskost«, aber auch die Nebenwirkungen der vielen Aufputsch-, Beruhigungs- und Schlafmittel, von denen der Großteil der Bevölkerung abhängig ist, tragen ihr Schärflein bei. (*Alexander/Zoube 1986:258*) Selbstverständlich spielen auch seelische Faktoren eine Rolle. Ebenso wie man vor Angst und Schrecken »in die Hosen machen« kann, können Lebensangst, Verspannung und unterschwellige Aggressionsgefühle den Stuhlgang blockieren. Inzwischen geben die Bundesbürger über 300 Millionen Mark jährlich für Laxative aus.

Auch wenn milde pflanzliche Abführmittel erhältlich sind, sollte man sich ihrer so wenig wie möglich bedienen. Der Dauergebrauch kann zu einem »Laxativ-Kolon« führen, zu einem Schwächezustand der Darmmuskulatur. Besser wäre es, auf die richtige Ernährung zu achten. Wildkräuter und Rohkost, Vollkorngetreide und Obst, dazu genügend Bewegung und ein freudiges Temperament. Das würde auch die natürlichen, pflanzlichen Laxativa überflüssig machen. Im Notfall bedient man sich des im Darm aufquellenden Flohsamenwegerichs oder des Leinsamenschrots.

Lustseuche, kaputte Därme und Makrobiotik

Die Medizin des christlichen Mittelalters, sei es nun die offizielle galenische Humoralpathologie der Ärzte, die Klostermedizin oder die Volksmedizin der Großmütter, war vor allem eine Kräuterheilkunde. Der Arzt war immer auch Pflanzenkenner. Daran konnte auch die Pest nicht rütteln, die große Teile der Bevölkerung hinwegraffte. Man versuchte den schwarzen Todesengel durch Gebete zum heiligen Rochus, durch Magie, aber auch durch Räucherungen mit aromatischen Kräutern (Myrrhe, Raute, Salbei, Wachholder, Lavendel, Beifuß) abzuwehren. Wachholder war schon von den Jägern der Altsteinzeit als

Räuchermittel zur sakralen Reinigung eingesetzt worden. Das Verbrennen der würzigen Kräuter half sicherlich, denn wie wir heute wissen, hat dieser Rauch eine antibakterielle Wirkung. Flöhe, die Überträger des Pesterregers, verabscheuen die in den Kräutern enthaltenen ätherischen Öle.

Wie immer in Zeiten der Seuchen und des sozialen Chaos, erschienen auch damals die Übersinnlichen in Gestalt von sprechenden Totenschädeln, magischen Vögeln oder Heinzelmännchen und gaben den Verängstigten guten Rat: »Eßt Kranewitt und Pimpernell, dann kommt der Tod nicht gar zu schnell«, riet ein Lichtengel den erschreckten Einwohnern eines Dorfs in Tirol; »Trinkt Bibernell und Gundermann, so wird die Pest ein Ende han«, sang ein Vöglein den Lausnitzern zu. Solche wundersamen Ratschläge, von denen die Volkskundler viele aufgezeichnet haben, müssen gewirkt haben. Immer wieder wurden die Menschen gemahnt, frische, grüne, vitaminreiche Kräuter zu verzehren. Auch auf Zwiebel, Knoblauch, Alant (*Inula helenium*), Dost und andere, heutzutage als aktiv immunstärkend anerkannte Pflanzen wird von den Geistern aufmerksam gemacht.

Bekannt in diesem Zusammenhang ist der Vier-Diebe-Essig, mit dem sich gewissenslose Leichenfledderer vor Ansteckung schützten, wenn sie die Pesttoten ausraubten. Als sie gefangen wurden, verrieten sie als Gegenleistung dafür, daß man sie nur köpfte und nicht lange folterte oder räderte, die geheimen Ingredienzien. Der Essig bestand aus Knoblauch (das darin enthaltene Allizin ist noch in einer Verdünnung von 1:100000 gegen Bakterien wirksam), Dost, Thymian, Engelwurz und anderen Kräutern, reich an ätherischen Ölen.

Als aber Ende des 15. Jahrhunderts die nächste große Seuche Europa heimsuchte, die Lustseuche oder Syphilis (nach dem von Apollo wegen Gotteslästerung mit Aussatz bestraften Hirten Syphilos benannt), halfen anscheinend keine Kräuter mehr. Vermutlich hatten die Seeleute des Kolumbus die Seuche aus Amerika eingeschleppt.

War es gar der Fluch eines erzürnten karibischen Medizinmannes, der hier zum Tragen kam? Wenn man das Schamanentum ernst nimmt, ist das durchaus eine Möglichkeit. Die indianischen Eingeborenen waren praktisch immun gegen den Erreger, aber auf die Europäer hatte er eine verheerende Wirkung. Umgekehrt waren die Indianer nicht immun gegen die »einfachen« Erkrankungen der Alten Welt und starben massenweise an Grippe oder Kinderkrankheiten wie Masern.
Wie auch immer, die Seuche brach im Jahre 1494 bei der Belagerung Neapels im Söldnerheer des französischen Königs Charles VIII aus und verbreitete sich rapide. Es kam zu einer Kulturkatastrophe ersten Ranges. Besonders unter der in ihrer Moral eher lockeren Oberschicht, im kirchlichen und weltlichen Adel, wütete die Franzosenkrankheit. Der kleine rote Pickel, der sich nach der Ansteckung auf der Haut zeigte, wurde meistens nicht bemerkt. Er heilte schnell. Aber dann, nach einigen Monaten, im zweiten Stadium der Erkrankung, folgten Fieberanfälle und nahezu unerträgliche Kopf- und Gliederschmerzen. Die einzige Möglichkeit, diese zu dämpfen, bot der milchige Saft des Schlafmohns (Opium). Bald darauf verbreiteten sich nässende, übelriechende Pusteln vor allem im Gesicht und an den Händen. Dazu kamen Schleimhautentzündungen im Rachen, im Gaumen und in der Nase, Dauerschnupfen, und es wucherten Feigwarzen, vor allem an den privaten Körperteilen. »Ubi malum ibi remedium« – wo die Krankheit entsteht, findet sich auch die Heilung. Das ist eine alte Devise der Heilerzunft. Da die Krankheit also anscheinend aus der Neuen Welt kam, suchte man dort nach dem Heilmittel. Die spanischen Seeleute erfuhren von ihren indianischen Konkubinen, daß es tatsächlich ein Mittel gab. Wenn die karibischen Eingeborenen an einer Krankheit litten, die im Symptombild ganz der Syphilis glich (wahrscheinlich war es die verwandte Frambösie), kochten und tranken sie die Rinde des Guaiak- oder Pockenbaumes (*Guaiacum officinale*). Große Hoffnungen wurden geweckt. Sofort

erwarb sich das mächtige Bank- und Handelsimperium der Augsburger Fugger beim Kaiser, dem sie seine Schulden erließen, das Monopol auf die Einfuhr des Heilmittels. Der Reichsritter Ulrich von Hutten, der sich als Zwanzigjähriger angesteckt hatte, versuchte die Kur. Er war überzeugt, sie habe ihm geholfen, und schrieb ein begeistertes Attest für die Guaiakrinde. Als der edle Ritter nach einigen Jahren dennoch jämmerlich an der Seuche zugrunde ging, erhärtete sich der Verdacht, daß das so hoch gepriesene Wundermittel wohl doch keine Wirkung zeitigte.

Ulrich von Hutten hatte jedoch nicht ganz unrecht Ethnobotaniker haben inzwischen entdeckt, daß das Guaiakholz durchaus die Fähigkeit besitzt, die Syphilis zu kurieren. Nur wußten die Mediziner nicht, wie die Kur anzuwenden war. Sie hatten (damals schon!) nur auf die Substanz geschaut und ein Potio (Getränk) daraus gebraut, ohne sich um den kultisch-rituellen Kontext zu kümmern, innerhalb dessen das Gebräu administriert wurde. Um die Kur zu bewirken, fasteten die Indianer mehrere Wochen, derweil sie wiederholt besonders heiße Schwitzbäder nahmen. Dazu tranken sie früh am Morgen, auf nüchternen Magen, große Mengen der sorgfältig bereiteten Abkochung des Pockenholzes. Unter diesen Umständen tötet das Guajacol tatsächlich die Syphilis-Spirochaeten. (*Griggs 1982:40*)

Als die Seuche ihren Lauf nahm, durchblätterten die ratlosen Ärzte vergebens die Schriften des alten Galen, aber die »Säftelehre« gab diesbezüglich nichts her. Außer an das Pockenholz klammerten sich die Hoffnungen an das von englischen Händlern aus Florida eingeführte Sassafras-Holz, mit dem die Waldlandindianer ihre Geschlechtskrankheiten behandelten. Man versuchte es mit Mastixgummi, Honig, Gänsefett und den Wurzeln der Narzisse, da »diese als Marspflanze einer wütend gewordenen Venus Einhalt zu gebieten vermag«.

»Alles Unsinn!« verlautbarte Paracelsus. Vor allem wetterte er gegen das Guaiakholz, das profitträchtige Monopol der mächtigen Fugger, und wunderte sich, warum seine Schriften in Augsburg nicht verlegt wurden. Durch seine alchimistischen Studien war er auf eine andere Möglichkeit gestoßen, den Morbus Gallus zu kurieren, und zwar durch Anwendung von Quecksilber (Merkur). Der indische Ayurveda kannte ein Lebenselixier (*Rasayana*), das (zusammen mit Kräutern) aus dem hochtoxischen, flüssigen Metall hergestellt wurde. Mit *Rasa* (Quecksilber) behandelten die Inder die von den portugiesischen Seeleuten eingeschleppte »Krankheit der Ausländer« (Syphilis).

Paracelsus, beileibe kein Feind pflanzlicher Heilmittel, propagierte nun eine Quecksilberkur gegen die schreckliche Krankheit. Das war die Geburtsstunde der Chemotherapie in all ihrer Tragweite! Nun galt es als modern, die Heilkräuter zu verachten und das ärztliche Handwerk statt dessen mit alchimistisch aufbereiteten mineralischen und chemischen Stoffen zu betreiben. Die Betroffenen ließen sich alle zwei Tage, fünf- oder sechsmal hintereinander mit der grauen Quecksilberpaste einsalben. Die auf die Lustseuche spezialisierten Ärzte und Bader wurden, dieser Therapie wegen, »Quacksalber« genannt. In der Tat tötet das flüssige Metall die bösen Spirochaeten. Es besteht jedoch die Gefahr, daß die famose Quecksilberkur nicht nur die Erreger, sondern auch den Wirt umbringt.

Wenn dann in den Tagen nach dem Einsalben die Merkurvergiftung einsetzte, ging es den Kranken sehr schlecht. Sie schwitzten, geiferten unaufhörlich, mußten erbrechen, zitterten unkontrollierbar, bekamen chronische Durchfälle und Darmkoliken. Danach waren sie appetitlos, apathisch, abgeschlagen; Geschwüre bildeten sich auf Zunge und Gaumen, die Haut wurde gelb, weil die Leber angegriffen war, die Haare fielen büschelweise aus, die Zähne färbten sich schwarz und wurden locker. Die Ärzte interpretierten diese Zustände als notwendige Vorbedingung zur Heilung. Sie verlangten von den armen Patienten eine stoische, heldenhafte Haltung: Die »heroische Medizin«, die noch immer in der Krebs- und Aidsbehandlung vorherrscht, war geboren.

Da sich das giftige Metall dennoch als teilweise erfolgreich erwies, wurde es, ähnlich wie das Penizillin in unserem Jahrhundert, der große Schlager, die Wunderdroge jener Epoche. Die Doktoren begannen nun fast alle anderen Krankheiten – Asthma, Gicht, Krebs, Rachitis, Gelbsucht, Wahnsinn, Seitenstechen, Kopfschmerzen, Pocken und Dutzende weitere – mit Quecksilberpräparaten zu behandeln. (*Griggs 1982:190*) Sogar Säuglingen wurde Kalomel (Quecksilberchlorid) eingetrichtert. Neben Kalomel und Opium (Laudanum), den am meisten verschriebenen Substanzen, wurden andere giftige Mineralstoffe populär, etwa Vitriol, Antimon und Wismut, sowie überstarke Purgiermittel. Eine iatrogene Katastrophe ersten Ausmaßes bahnte sich an. Die Quacksalber und Apotheker verdienten glänzend.

Die Lustseuche und ihre Therapie bewirkten einen Wandel in Kultur und Sitte. Nicht nur wurden die mittelalterlichen Bäder geschlossen, auch Kleidung, Umgangsformen und Unterhaltung veränderten sich. Wie gesagt, die Seuche wütete besonders in den führenden Schichten der Gesellschaft. Mehrere Päpste erkrankten an der Syphilis. Papst Julius II, dessen Füße von den Spätfolgen der Krankheit (Einschmelzen der Knochenstruktur) weggefressen waren, konnte niemanden mehr zum Fußkuß vorlassen. Trotz seiner acht Ehegattinnen wurden die Kinder des britischen Monarchen, Heinrich des VIII, entweder tot geboren oder erwiesen sich als lebensunfähig; sie waren schon im Uterus angesteckt worden. Der König glaubte, die Frauen seien schuld, und um sich von ihnen scheiden zu können, löste er sich von der römischen Kirche und erklärte sich zum Oberhaupt der anglikanischen Kirche. In Moskau terrorisierte Iwan der Schreckliche sein Volk. Die Syphilis hatte sein Hirn angegriffen.
Die Herrschaften suchten den Grund für die Seuche in Miasmen und in »schlechter Luft«, und man begann die Räume mit Glasfenstern abzudichten. Die Glasindustrie boomte, riesige Buchenwälder wurden zu Asche verbrannt, um die Lauge für die Glasherstellung zu

gewinnen. Man suchte die Ursache in »bösen Konstellationen«; die Astrologie hatte Hochkonjunktur. Erst später machte man die unreine »Klobrille« für die Malaise verantwortlich. Griesgrämige Puritaner bekamen Aufwind und predigten vom »unreinen, sündigen Beischlaf« und dem Zorn Gottes.

Um den, durch die Quecksilbervergiftung bewirkten, Haarausfall zu vertuschen, ließen sich die feinen Leute luxuriös wallende Perücken anfertigen. Um die blaßgelbe, unreine Haut zu verbergen, wurden die Gesichter gepudert, und dick aufgetragene Schminke wurde Mode. Mit kostbaren Seidenstrümpfen, Schals, verhüllenden Spitzenrüschen in den Halsausschnitten der Männerwesten und der Frauenkleider und mit eleganten Glacehandschuhen kamen die Modemacher dem Wunsch nach Diskretion entgegen. Der Gestank der nässenden Geschwüre wurde mit teuren Parfüms überdeckt. Mit Zahnprothesen wurde experimentiert. Die polternde Stimme, die einst die Fürsten kennzeichnete, wich einem feinen, fast geflüsterten Ton. Chronische Schleimhautschäden, Heiserkeit und Rachengeschwüre – Folgen der Quecksilbermedizin – erzwangen diese neue sprachliche Umgangsform. Der Gesellschaftstanz entwickelte sich in Richtung des steifen, mechanischen Menuetts.

Was die hohen Herrschaften tun, ist tonangebend und richtungweisend für die Bürger. Auch sie begannen die neue Mode zu tragen, sich in die Häuser zurückzuziehen, im leisen »angebrachten« Ton miteinander zu verkehren. Und da auch sie sich die quacksalbernden Ärzte leisten konnten, entwickelten sie ähnliche iatrogene Beschwerden, die Symptome der Merkurvergiftung.

Die einfachen Bauern konnten sich die Ärzte nicht leisten. Sie blieben bei der altüberlieferten »Volksheilkunde«. Die alten Großmütter sammelten noch immer die Heilpflanzen im Hag. Sie sammelten diese mit Gebet oder Spruch, kochten sie zu Tees oder Salben und verwendeten sie als Umschläge. Das alles galt nun zunehmend als primitiv, »ländlich schändlich«, und die Bauerntölpel, mit ihren gebräunten

Armen, ihren roten Wangen und ihrem gesunden Stuhlgang, ernteten hochnäsige Verachtung.
Der Stuhlgang war das Hauptproblem dieser schwierigen Epoche, denn die Merkurpräparate verursachten irreparable Darmschäden. Dazu kam die häufige Verwendung von schmerzstillendem Opium, das ja – wie jeder an Ruhr oder Dysenterie erkrankte Tropenreisende dankbar zur Kenntnis nimmt – die Darmperistaltik lähmt. Darmpurgative gehörten also notwendigerweise zum Arsenal der Mediziner. Die einfachen einheimischen Abführmittel der Kräutermütter waren da nicht gefragt. Das drastisch wirkende mineralische Antimon und teure Importware, etwa der chinesische *Rhabarber*, die amerikanische *Purgierwinde* (*Jalap*) oder *Senna* mußten her, um wieder Bewegung in die trägen Gedärme zu bringen. Der Spruch »Der Tod sitzt im Darm« machte die Runde in den Salons. Eine kultische Fixierung auf die Darmfunktion kennzeichnete die bürgerliche Medizin.

Der Rhabarber, der zum Modemedikament wurde, ist übrigens kein einheimisches Gewächs. Dioskorides und Plinius kannten die Rhabarberwurzel zwar schon, aber nur als teures Trockengut, das aus China über die Seidenstraße eingeführt werden mußte. In seinem Ursprungsland, in China, war der Rhabarber, *Da-Huang* genannt, schon seit Jahrtausenden in Gebrauch. Er galt wegen seiner heftig laxierenden Wirkung als »Feldmarschall« unter den Medizinkräutern. Die anthrachinonhaltige Pflanze wurde erst im Jahre 1750 das erste Mal in einem europäischen Botanischen Garten angepflanzt und von den Apothekern als Wundermittel für die quecksilbergeschädigten Därme angepriesen. Das Landvolk pflanzte sich den großblättrigen Exoten dann auch in den Garten. Nicht wenige versuchten die Blätter als Spinat zu kochen, was zu tödlichen Vergiftungen führte. Bald lernten sie jedoch die säuerlich schmeckenden Stengel schätzen, besonders im Frühling, wenn es noch kein frisches Obst gibt. Was die medizinische Wirkung betrifft, hätte man genausogut die

Wurzeln des einheimischen, nahe verwandten *Ampfers* (*Rumex obtusifolius*) benutzen können. Auch diese wirken drastisch abführend, während die gerbstoffhaltigen Samen das Gegenteil bewirken: sie verstopfen. Aber Rhabarberwurzel blieb der Renner, denn was nahezu unerschwinglich teuer ist, aus exotischen Fernen kommt, säuberlich verpackt und offiziell sanktioniert ist, muß ja besser sein!
Die einheimischen Heilpflanzen, die Kräuter der Großmütter und Wurzelsepps, kamen erst in der Romantik wieder zu Ehren. Eine junge Generation von Künstlern und Gelehrten wandte sich gegen die krankmachende, unnatürliche Lebensweise und ihre »rationale« Medizin. Goethe legte die gepuderte Perücke ab, bevorzugte grobe Naturstoffe über Seiden und Spitzen und zog – zum Entsetzen seiner Mutter – aufs Land. Man zollte dem gebräunten, rotbäckigen Landvolk, das vermeintlich noch im Einklang mit der Natur lebte und seine Kinder an der Brust säugte, wohlwollende Anerkennung. Rousseau sprach vom »edlen Wilden« im Gegensatz zum gekünstelten, von Syphilis und Verstopfung geplagten, dekadenten Zivilisationsmenschen.
In die Heilkunde fand die neue Gesinnung vor allem durch das Wirken Christoph Wilhelm Hufelands (*1762-1836*) Einzug. Hufeland, der Neubegründer einer vernünftigen Naturmedizin, war der Arzt und persönliche Freund von Goethe, Schiller, Herder, Fichte, Wieland, Jean Paul und anderen erlauchten Geistern des Weimarer Kreises. Sein heilkundlicher Ansatz, den er *Makrobiotik* nannte, bestand darin, die natürliche, innewohnende »Lebenskraft« zu unterstützen und zu mehren. Die pharmazeutische Chemie, so glaubte er, kann das nicht bewerkstelligen. Es bedarf der Sonne, der frischen Luft, des Wassers, der Wärme. Dazu ein rhythmisches, ausgewogenes Leben, fleischarme Ernährung, Bewegung im Freien, Kräutertees, Klistiere, bequeme hautfreundliche Kleidung, Nichtrauchen, das gründliche Kauen der Speisen und seelische Ruhe, Heiterkeit und Zufriedenheit.

Sein Werk *Makrobiotik, oder die Kunst, das menschliche Leben zu verlängern* (1795), ein Bestseller, der in viele Sprachen, sogar ins Chinesische übersetzt wurde, markierte das Ende der Gesundheitskatastrophe, die Europa heimgesucht hatte.
Makrobiotik ist heute wieder populär, aber unter einem anderen Vorzeichen. Der Japaner Georges Oshawa, ein glühender Anhänger Hufelands, verband die fernöstliche Heil- und Ernährungslehre mit der Makrobiotik. Er identifizierte Hufelands »Lebenskraft« mit der »Chi-Energie« und ordnete die Nahrungsmittel nach ihren Yin- und Yangqualitäten ein. Naturbelassene, yin-yang-balancierte Nahrung und Heilkräuter, möglichst aus der näheren Umgebung mehren das Chi. Besonders auf Vollkorngetreide (Reis) wird Wert gelegt. Es wird nach japanischen Maßstäben (zu viel) gesalzen, und auf Milchprodukte wird, wie in Ostasien üblich, weitgehend zugunsten von Sojaprodukten verzichtet.

Immunreaktion

Brennessel
(Urtica dioica)

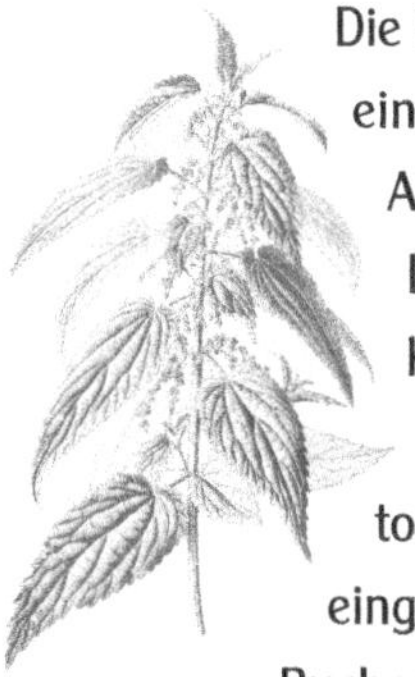

Die Immunreaktion, die unseren Körper gesund erhält, ist ein äußerst komplexes Geschehen. Dazu gehört die Aktivität der speziellen Immunzellen, der Makrophagen, Leukozyten und Lymphozyten, dazu gehören endokrine, hormonelle Reaktionen, Schwankungen der Körpertemperatur sowie psychische und geistige Faktoren. In all diesen Bereichen können Heilkräuter eingesetzt werden. Es würde jedoch den Rahmen dieses Buches sprengen, dieses Thema eingehender zu behandeln. Wir wollen nur einige dieser Aspekte, das zelluläre Immunsystem, das autonome Nervensystem und die Temperaturregulierung herausgreifen und etwas näher betrachten.

Die zweite Verteidigungslinie

Wenn Husten, Erbrechen, rapide Darmentlehrung oder heftiges Bluten eindringende pathogene Keime nicht herausbefördern können, wenn sie schon bis ins Innere der Körpergewebe eingedrungen sind, wird die zweite Verteidigungslinie aktiviert. So stellen sich Mikrobiologen und Immunologen das Szenario vor: Bei einer Infektion tritt eine ganze Armee spezialisierter Zellen in Aktion. Es sind die ständig in den Blut- und Lymphbahnen kreisenden weißen Blutkörperchen und Lymphozyten.

Die meisten Lymphozyten, die im Knochenmark geboren werden, gehen sozusagen in der inneren Brustdrüse, im Thymus, zur Schule. Dort werden sie auf ihre immunologischen Aufgaben eingestimmt, bevor sie dann ausschwärmen und in den Lymphbahnen patrouillieren. Unter diesen Spezialisten gibt es die T-Helferzellen, die jeden Eindringling als Freund oder Feind identifizieren und gleichzeitig die

Immunorgane, wie die Milz und die Lymphknoten, aktivieren. Nun kommen die schweren Jungs, die T-Killerzellen zum Zuge. Wie hungrige Wölfe stürzen sie sich auf die Invasoren und vernichten die infizierten Zellen. Auch Krebszellen zerstören sie. Ist die Gefahr gebannt und sind die Antigene erledigt, stoppen die sogenannten T-Unterdrückerzellen die Abwehr. Würden sie das nicht tun, würden die T-Killerzellen weiter wüten und eventuell sogar das körpereigene Gewebe angreifen. Dann käme es zu den sogenannten »Autoimmunerkrankungen«, wie Arthritis, Neurodermitis oder Allergien. Eine weitere Gruppe von Spezialisten sind die T-Gedächtniszellen, die sich, nach dem Schlüssel/Schloß-Prinzip, die Muster der Antigene genau merken.

Eine Gefahr für dieses Immunabwehrsystem stellen vor allem Umweltgifte und Antibiotika dar, mit denen die Menschen so achtlos umgehen. Antibiotika schwächen das Immunsystem. Der Immunschwächekrankheit AIDS ist durch gedankenlose Überverschreibung von Antibiotika Vorschub geleistet worden. Vor allem in Afrika, wo die Wunderpillen überall wie Bonbons erhältlich sind und die Bevölkerung zudem durch Hunger und einseitige Ernährung geschwächt ist, trifft das zu. Antibiotika machen die Abwehr »dumm«: Die körpereigene Immunreaktion wird unterbunden, der Körper macht die notwendigen Erfahrungen mit den eindringenden Mikroben nicht. Wenn dann das nächste Mal virulente, womöglich gegen das Antibiotikum resistent gewordene Mikrobenstämme in den Körper gelangen, weiß der Körper nicht, wie er damit umgehen soll.

Zudem kann es als Folge der Antibiotikaanwendung zu einer Superinfektion kommen, wenn ein einziger Bakterienstamm die Vernichtung überlebt und sich ohne die Checks-and-Balances der normalen körpereigenen Flora verheerend schnell ausbreitet. Antibiotika, die gegen Bakterien eingesetzt werden, wurden zuerst im Schimmelpilz (Penicillin) entdeckt. Sie sind ein Pilzgift, mit dessen Hilfe Hefen und

Pilze ihren Lebensraum ausweiten. Antibiotikagaben schaffen also ein pilzfreundliches Milieu im Körper und begünstigen die Ausbreitung von Candida. Eine zuckerreiche Ernährung kommt dem entgegen, da Pilze gierig auf Süßes sind.

Auch die als Mikrobengifte eingesetzten Sulfoamide schwächen die Immunabwehr. Sie schädigen das Knochenmark, wo die Lymphozyten erzeugt werden. Radioaktive Strahlung, etwa Röntgenstrahlen, hat ebenfalls eine immunschwächende Wirkung. Bei der Bestrahlung während der Zellteilung kommt es zu DNS-Fehlinformationen. Alice Steward, die für ihre Arbeit den alternativen Nobelpreis bekam, konnte zeigen, daß das Röntgen während der Schwangerschaft die Wahrscheinlichkeit von Leukämie bei Kindern merklich erhöht.

Besser wäre es, auf diese medizinischen Wundermittel so weit wie möglich zu verzichten, etwas mehr Vertrauen in die kosmische Weisheit des Körpers und des Immunsystems zu entwickeln und pflanzliche Verbündete zur Hilfe zu rufen.

Inzwischen kennt man eine Anzahl von Kräutern, die eine immunstärkende oder immunstimulierende Wirkung haben. Dazu gehören viele der traditionellen »blutreinigenden« Kräuter, etwa die Brennessel. Einige Pflanzen, die direkt auf das Immunsystem wirken, sind regelrechte »Stars« der Gesundheitsszene geworden, allen voran der Sonnenhut (Echinaceae). Schon die Indianer der Rocky Mountains wußten um seine Heilwirkung. Sie tranken eine Abkochung der Wurzel bei Schlangenbissen oder wenn die von den Weißen eingeschleppte Grippe sie niederstreckte. Der Tee aus den Wurzeln der schönen Blume stärkt die körpereigene Abwehr bei Infektionen aller Art. Er enthält ein natürliches »Interferon«, das die Vermehrung von Viren blockiert und die Immunreaktion steigert.

Ein anderer Star ist die entzündungswidrige, schleimhautschützende und immunstimulierende *Teufelskralle* (*Harpagophytum procumbens*), die wir jedoch nicht wie den Sonnenhut in unseren Gärten anbauen können, da es sich um eine südafrikanische Wüstenpflanze handelt.

Die *Mistel*, als Tee oder Tropfen eingenommen, regt schlagartig die Abwehrkräfte an, hemmt Tumorzellen und wirkt tonisierend auf das »Hirn des Immunsystems«, die Thymusdrüse. Die den Kelten heilige Pflanze läßt diese innere Brustdrüse, die durch Alter, Bestrahlung und Alkoholexzesse schrumpft, wieder wachsen. Der *Knoblauch* und der in unseren Wäldern wachsende *Bärenlauch* (*Allium ursinum*) stärken ebenfalls das Immunsystem. Zudem senken sie den Blutdruck, helfen Cholesterin abbauen und erneuern die Darmflora – die ja selbst Teil des Immunsystems ist. Zu den Kräutern, die dem Abwehrsystem helfen, gehören weiterhin schweißtreibende, wie Lindenblüten, Holunder und Kamille. Abwehrstärkend – wenn etwa die Grippe oder eine andere Infektionskrankheit umgeht – ist das einheimische *Kunigundenkraut* oder *Wasserdost* (*Eu patorium cannabium*), die *Ringelblume*, die *Osterluzei*, die es vermag, die Aktivität der weißen Blutkörperchen zu steigern, die *Engelwurz* und diverse Bitterkräuter, wie der *Enzian*, das *Tausendgüldenkraut* oder der *Wermut*, die zu gleich reflektorisch alle Verdauungsdrüsen anregen.

Um die immunstimulierende Wirkung zu intensivieren, kann man auch Ginsengwurzelpulver einnehmen. *Ginseng*, das chinesische Lebenselixier, wirkt allgemein stärkend. In der chinesischen Heilkunde wird er aber fast immer mit anderen Heilkräutern zusammen eingenommen, um deren Wirkung zu unterstützen.

Der Holunder

Rinde, Beere, Blatt und Blüte
Jeder Teil ist Kraft und Güte
Jeder segensvoll!
alter Spruch

Der Holunder ist neben der Kamille die beliebteste Pflanze in weiten Teilen Europas. Er liebt die Menschen und wächst vor allem in der Nähe menschlicher Behausungen. Es heißt, man soll ihn weder pflanzen noch ausgraben. Man soll ihn selbst seinen Platz aussuchen lassen, denn er ist, wie unsere Vorfahren glaubten, ein göttliches Wesen. Die Germanen und Slaven sahen in ihm eine Art Lebensbaum, der den Sippengeist beherbergt. Er bietet einen Zugang zu den Unterirdischen, zum Reich der Großen Göttin, in deren Schoß die Ahnen auf ihre Wiedergeburt warten. Die Preußen opferten am Hausholunder Brot und Bier für die Geister, die Schweden gossen für die Hausgeister etwas Milch unter seine Zweige. Hier wohnt Hylle Moer, Mutter Holle, hieß es bei den Dänen. Unter diesem Baum der Frau Holle vergruben die Germanen Haare, Nägel und ausgefallene Zähne, denn da würde sie niemand nehmen, um sie zum Schadzauber zu mißbrauchen.

Wie die Göttin, der er geweiht ist, ist der Holunder zwiespältig: Er ist giftig und heilend; er ist schwarz (Beeren) und weiß (Blüte). Frau Holle ist die Totengöttin und diejenige, die das Leben gibt. So ist es verständlich, daß das Gewächs lange im Totenkult eine Rolle spielte. Die Friesen begruben zuweilen ihre Toten unter dem Hofholunder, dem Ellhornhusch, da dieser den Zugang zum Hollenreich darstellt. Noch im Mittelalter mußte der Sarg eines Verstorbenen vom Sargtischler mit einer Holunderrute ausgemessen werden. Als Peitsche sollte der Fuhrmann des Leichenwagens eine Holundergerte nehmen. Und in Tirol ist es immer noch üblich, während der Totenwache

Holunderblütentee zu trinken und einen Holunderzweig ins frische Grab zu stecken. Andererseits schenkt der Holunderbusch auch Leben und sinnliche Liebe: »Auf Johanni blüht der Holler, da wird die Liebe noch toller«, heißt es in einem alten Spruch. Und in Thüringen war es Brauch, zu Pfingsten den berüchtigt mannstollen Mädchen einen Holunderzweig ins Fenster zu stecken. Beim Ringelreihen, der ja ein Überbleibsel eines altgermanischen Kulttanzes ist, wird der Holunder besungen:

Petersilie, Suppenkraut,
Wächst in meinem Garten.
... ist die Braut,
Soll nicht länger warten.
Hinter einem Holderbusch
Gab sie ihrem Schatz 'nen Kuß
Roter Wein, weißer Wein,
Morgen soll die Hochzeit sein.

Die Güte der Frau Holle zeigt sich vor allem in der Heilanwendung dieser Pflanze. Der ganze Busch kann medizinisch verwendet werden und galt lange als die Apotheke des Landvolks:

Blüten

Aus den Blüten läßt sich ein wirksamer schweiß und harntreibender, immunstärkender Tee aufbrühen. Er wirkt gut bei Grippe, Erkältungen, Rheuma, Masern, Scharlach, Heuschnupfen und Stirnhöhlen entzündung. Traditionell pflückte man die Blüten am Johannistag gegen zwölf Uhr mittags. Da sollen sie am heilkräftigsten sein. Außerdem lassen sich aus den Blüten köstliche »Holunderküchlein« backen. Man taucht die Blütendolden in Eierkuchenteig oder Bierteig, frittiert sie und serviert sie mit Zucker – noch besser schmecken sie mit Ahornsirup. Die Allgäuer behielten das Backfett und benutzten es als Heilsalbe. Wer übrigens zu Johanni Holunderküchlein ißt, wird am Abend besser über das Sonnenwendfeuer springen können.

Beeren

Die schwarzen Beeren, die nur gekocht gut schmecken, sind regelrechte Vitaminpillen. Sie enthalten die Vitamine A, B, B_{12}, C, und J. Holunderbeerensaft regt die Darmperistaltik an und reinigt den Darm. Er soll bei Neuralgien, Ischias und Rheuma helfen. Für Artbur Hermes war der Holunder ein heiliger Baum, und es war undenkbar, in die kalte Jahreszeit zu gehen, ohne mehrmals die kräftigende, purpur farbene Holundersuppe mit Grießklößchen gegessen zu haben. In der Tat bietet eine solche Suppe einen guten Schutz gegen Grippe und Erkältungskrankheiten. Man kann den Saft oder das Holundermus für den Winter einmachen. Man kann aber auch die ganzen Beerendolden aufhängen und trocknen und die Beeren dann in einem Glas für die Wintermonate aufbewahren.

Rinde

Die im Herbst gesammelte Rinde wirkt als Tee purgierend. Wenn man sie von oben nach unten abschabt, wirkt sie stark abführend; wenn man sie dagegen von unten nach oben schabt, erzeugt sie Brechreiz. Man mag darüber lachen, aber die Erwartung spielt in der Tat eine wichtige Rolle bei der physischen Reaktion. Meistens bewirkt die Holunderrinde beides und wurde als reinigende Katharsis schon von Hippakrates benutzt.

Blätter

Die im Sommer gesammelten Blätter wurden einst in Schweinefett zu einer Salbe gekocht, die bei Prellungen, Quetschungen, Frostbeulen und Geschwulsten Anwendung fand. Als Aufguß innerlich genommen, wirken die Blätter stark abführend, schweißtreibend, schleimlösend und harntreibend. Mit anderen Worten, sie sind giftig genug, um derartige Reaktionen hervorzurufen. Sie sind also mit großer Vorsicht anzuwenden.

Auch als zauberisches Heilmittel mußte der Holunder herhalten. Man übertrug auf ihn Fieber und Schmerzen. Bei einem Fieber ging man in der Nacht, bei abnehmenden Mond, zu einem Holunderbusch, der an der Wegscheide oder an der Dorfgrenze wuchs, band einen Bindfaden um den Stamm und sprach:

Guten Tag, Flieder,
Ich bring dir mein Fieber.
Ich binde es an.
Nun gehe ich in Gottes Namen davon!

Nun mußte der Nächste, der an dem Strauch vorüberging, aufpassen, daß die abgestreifte Krankheit nicht auf ihn übersprang.
Der Holunder als Heilpflanze, als Baum der Frau Holle und der Hausgeister, war dermaßen heilig, daß die Bauern vor ihm den Hut zogen. Auch die Christen, die gegen derartigen »Aberglauben«, wie sie es nannten, ankämpften, mußten sich vor der Macht des Holunders beugen. Sie bezogen ihn in ihre Mythologie ein und heiligten ihn dadurch. Maria habe auf der Flucht nach Ägypten unter ihm gerastet und des Christkindleins Windeln zum Trocknen an seinen Zweigen aufgehängt. Deswegen sei er heilkräftig, deswegen schlägt der Blitz nicht ein, wo er wächst. Schließlich soll sich der falsche Judas, nachdem er den Heiland verraten hatte, am Holunder erhängt haben.
Noch immer weigern sich Bauern, den Holunder zu schneiden, es sei den für das Palmsonntaggesteck, oder sein Holz als Feuerholz zu verwenden. Das würde unweigerlich Unglück bringen. Nur jemand, der schon einmal vom Tod berührt wurde, etwa eine Witwe oder ein Waisenkind, darf ungestraft seine Zweige brechen.

Das Nervensystem und der Streß

Geist und Seele sind sicherlich nicht das Produkt des Nervensystems, wie einige Neurologen noch immer glauben. Hirn und Nervensystem sind eher die Schaltstellen, die der Geist im Laufe der Evolution selbst in den Leibern veranlagte. Sie vermitteln zwischen Makrokosmos und Mikrokosmos, zwischen den transsinnlichen und den sinnlich materiellen Aspekten des Seins.

Die Großhirnrinde (Neo-Kortex), hat zu 80 Prozent mit erlerntem Verhalten und zu 20 Prozent mit den Sinnen zu tun. Mit der Menschwerdung, die vor etwa vier Millionen Jahren ihren Anfang nahm, kam es zu einer wahrhaft pilzartigen Explosion dieses Hirnteils. Zeitgefühl, abstraktes Denken und das Ego, ja die ganze menschliche Kultur, Sprache und erlerntes Verhalten sind darin verankert.

Entwicklungsgeschichtlich viel älter ist dagegen das Althirn, das wir mit den Reptilien und Ursäugern gemeinsam haben. Hier ist der Instinkt, die natürliche Weisheit der Spezies, verankert. Hier entstehen die Reflexe. Hier wird unmittelbar – gedankenlos – auf die Umwelt reagiert. Geschlechtstrieb, Freßtrieb, Flucht und Aggression, territoriales Verhalten und Rhythmus haben hier ihren Sitz.

Zwischen dem archaischen alten Hirn und dem Neuhirn vermittelt das *limbische System*, das auch *retikuläres Aktivierungssystem* genannt wird. Das limbische System koordiniert Seele und Körper, das Innen mit dem Außen. Durch die Sinne vermittelte äußere Eindrücke ebenso wie vom Großhirn ausgehende gedankliche Impulse, Vorstellungen und Ideen werden in diesem Zwischenhirn in somatische Reaktionen umgewandelt. Der Kern, die zentrale Schaltstelle des retikulären Aktivierungssystems, ist der Hypothalamus. Er ist das »Hirn des Hirns«. Wie der chinesische Kaiser, der, ohne etwas zu tun, ohne beschäftigt zu sein, mitten in der Hauptstadt in seinem Palast sitzt und dennoch das ganze

Reich steuert und reguliert, herrscht auch der Hypothalamus über das psychosomatische Geschehen.

Unter anderem reguliert er folgende Funktionen:

- die Körpertemperatur,
- das autonome Nervensystem,
- die Hirnanhangsdrüse (Hypophyse), die neurologische Reize in endokrine Prozesse überträgt,
- das Hungergefühl,
- die Lust.

Unter normalen Umständen funktioniert die Vermittlung des Zwischenhirns relativ gut. Gelegentlich kommt es je doch zu Unstimmigkeiten zwischen den Prioritäten des Althirns und denen der Großhirnrinde. Den Reizen entsprechend gibt das Reptilienhirn dem Körper die hormonischen und reflektorischen Signale zur Paarung, zum Angriff, zur Flucht oder zum Fressen. Doch das von der Kultur geprägte Großhirn (das Über-Ich Freuds) sagt oft »Nein!« Will beispielsweise etwa das »Tier« in uns, der alte gehörnte, haarige Teufel, den unsympathischen Nachbarn erschlagen, dessen Frau vergewaltigen und ihm den Kühlschrank leer fressen, verwehrt ihm das der »Engel«, der das im Neokortex verankerte soziale Gewissen personifiziert.

Die Kontrolle, die der Neokortex über die subkortikalen Zentren ausübt, ist oft zu streng. (*Pelletier 1988:49*) Langfristig erzeugt das unerträgliche Spannungen. Besonders in der heutigen Zeit wird das zum Problem. Die Impulse, die vom Fernsehen, Videospiel oder Kino auf uns zukommen, die fesselnden Szenen von Sex, Gewalt und Aktion, reizen das alte Reptil zu Reaktionen, die jedoch nicht ausgelebt werden dürfen. Zu den Anzeichen, daß das »Tier« in Aufruhr ist, gehören Verdauungsstörungen, Schlaflosigkeit, Impotenz, Herzklopfen, Verspannungen, Hämorrhoiden und dergleichen.

Alte Kulturen kommen dem zuvor mit jahreszeitlichen Festen, mit wilden Narrentreiben, in denen »die Sau herausgelassen« wird, und mit feierlichen Zeremonien, die mit den animalischen Tiefen kommunizieren. Dazu kommen die »rites de passage«, die den Instinkten Rechnung tragen: die Übergangsriten in der Pubertät sowie die Riten, die bei Hochzeit, Geburt, Amtsantritt oder Tod den sozialen Rollenwechsel erleichtern. Wenn es dennoch zu krankmachenden Unstimmigkeiten kommt, gibt es traditionelle Heilmethoden, besonders die der Schamanen.

Um das Oben mit dem Unten zu verbinden, um die Instinkte mit den kulturellen Erwartungen in Einklang zu bringen, wird getrommelt, getanzt und gesungen. Rhythmus ist die Sprache der archaischen Schichten unseres Nervensystems, nicht die logische Argumentation. Der monotone Klang bringt das kluge Geschwätz des Großhirns zum Schweigen und beruhigt das aufgebrachte Reptilienhirn, so daß die mit dem Kosmos verbundene Weisheit des Körpers wieder zur Geltung kommen kann.

Das Schamanisieren geht einher mit Räucherungen, von denen wir wissen, daß sie den Neokortex umgehen und über die Nase direkt auf das limbische System einwirken. Weihrauch, Sandelholz, Wachholder und der amerikanische Steppenbeifuß haben samt und sonders eine beruhigende Wirkung. Die Räucherstoffe, wie auch anhaltendes Tanzen, bewirken die Ausschüttung von körpereigenen neurochemischen Stoffen, etwa das schmerzstillende, euphorisierende Encephalin, das schmerzstillende Endrophin oder das beruhigende, entspannende Serotonin. Die Düfte wirken auf verschiedene Bereiche, die sich der unmittelbaren Kontrolle des Neokortex entziehen – mit anderen Worten, sie kommunizieren mit dem Reptil.

Auch die traditionellen Schamanenkräuter, die bewußtseinserweiternden Pflanzen gehören hierher. Es sind, wie Albert Hoffmann jüngst sagte, »Psychovitamine«. Und es kommt nicht von ungefähr, daß unser

Hirn Rezeptoren für derartige Wirkstoffe hat. Auch sie sind als Gaben Gaias zu verstehen und dienen dem harmonischen Ganzen. Nachtschattengewächse, Hanf, Pilze und andere psychotrope Kräuter ermöglichen (allerdings nur in Händen des kompetenten Schamanen, der um ihre Zubereitung und Anwendung weiß) Kontakt mit den tieferen Schichten unseres neurobiologischen Systems und können zu einer Neustrukturierung, einer Harmonisierung beitragen. Die dadurch bewirkten Veränderungen werden als heiliges, das heißt »heilendes« Geschehen erlebt, als Begegnung mit den Göttern, Ahnen und Geistern. Leider haben wir kaum mehr Schamanen in unserem Kulturkreis. Sie wurden gnadenlos verfolgt und als Hexen verbrannt, so daß wir über den Umgang mit den psychotropen Pflanzen und den inneren Welten, die sie offenbaren, nichts mehr wissen. Es ist nicht leicht, diesen Zugang wieder herzustellen. Vor Pseudo-Schamanen des NewAge sei gewarnt!

Der Schamanistische Heiler behandelt den ganzen Menschen. Aber auch die spezifischen Symptome des Stresses, die sich – je nachdem, wo der Schwachpunkt des Körpers liegt – in dem einen oder anderen Organ bemerkbar machen, werden innerhalb des Schamanistischen Heilsystems behandelt. Wenn sich die Spannung als Herzangina äußert, werden herzspezifische Kräuter verwendet; wenn der Streß auf die Nieren geht, werden Nierenkräuter genommen. Wesentlich ist, daß das Heilmittel, egal wo es wirkt, mit einem Spruch, Mantra oder Segenswunsch verabreicht wird. Es geht also nicht nur um die Wirkstoffe. Auch der Spruch – der sich an transsinnliche Helfer, an die Götter oder an den Geist der Pflanze wendet – wirkt als Impuls in den subkortikalen (unterbewußten) Zentren und wird in eine somatische Wirkung umgesetzt.

Das autonome Nervensystem und die Heilkräuter

Das vegetative Nervensystem wird auch als das autonome Nervensystem bezeichnet, da es sich gewöhnlich unserer bewußten Kontrolle entzieht. Es reagiert unter Anleitung des Hypothalamus automatisch auf Streß und Reize. Nicht persönliche Willkür, sondern die mit den kosmischen Rhythmen verbundene evolutionäre Weisheit der Art ist hier am Werk. Zwar sind echte Schamanen oder Yogis imstande, ihren Herzschlag, ihre Verdauung und ihre Körpertemperatur willentlich zu beeinflussen, aber auch sie tun das nicht aus bloßer Neugierde.

Das System ist zweigeteilt. Der *Sympathikus* ist für Erregung zuständig, für die Vorbereitung auf Kampf oder Flucht; der *Parasympathikus* sorgt für das Wiederabregen, für Entspannung. In einer bedrohlichen Situation springt der Sympathikus in Aktion: Die Muskeln verspannen sich, auch die Venen; das endokrine Drüsensystem wird aktiviert, unter anderem durch Ausschüttung von Adrenalin; die Pupillen erweitern sich, daß man vor Angst oder Wut nur verschwommen sehen kann; wie bei den Tieren stehen die Haare zu Berge, der Nacken versteift sich; die Atmung wird schnell und flach; die Verdauung wird abgestellt, der Mund ist trocken, die Peristaltik lahmgelegt, der Afterschließmuskel verkrampft; das Herz pocht auf Hochtouren; um möglichen Blutverlust zu vermeiden, zieht sich das Blut aus den äußeren Kapillaren zurück, es gibt kalte Füße und Blässe; kalter Schweiß tritt auf die Stirn; die Glieder zittern, und an Sex ist überhaupt nicht zu denken. Ist die vermeintliche Gefahrensituation vorüber, kommt der Parasympathikus zum Zuge: Die Muskeln entspannen sich, die Verdauung funktioniert wieder, der Bissen bleibt nicht mehr im Hals stecken. Der unschuldige Afrikaner, der sich der Giftprobe unterziehen muß, kann dank des Parasympathikus den Trank erbrechen. Auch der Beischlaf kann wieder problemlos vollzogen werden.

Natürlich kann die parasympathische Reaktion auch überzogen sein, so daß der Betroffene in einer Streßsituation einschläft.

Die gelegentliche Anspannung, die Aktivierung des sympathetischen Nervensystems, ist ganz natürlich und stellt an sich keinen Streß dar. Im Gegenteil, wie wir vom Sport her wissen, hat sie sogar eine günstige Auswirkung auf das Immunsystem und macht wach. Ein Problem entsteht erst, wenn die Spannung anhält und nicht abreagiert werden kann, etwa wenn eine ansonsten schon boshafte Ehegattin nun auch noch den abendlichen Wirtshausbesuch verbietet, oder wenn man sich nach einem hektischen Arbeitstag unter der Fuchtel eines neurotischen Vorgesetzten auch noch durch den Stau kämpfen muß und zu Hause dann wie immer die Hölle los ist. Auch die abendliche »Entspannung« vor der Glotze ist Streß, wie Blutdruckmessungen ergeben haben.

Langanhaltender Streß und aufgestaute Frustrationen führen zu ununterbrochener sympathetischer Reaktion. Es ist vorherzusehen, daß das schwächste Glied der Kette reißen, das empfindlichste Organ erkranken wird. Die Symptome reichen von Krampfadern, Hormonstörungen, Verminderung der Sehstärke, Herzbeschwerden, Heuschnupfen, Verdauungsproblemen bis zu Potenzschwierigkeiten und Frigidität. Wo immer der schwache Punkt liegt, in jedem Fall hält der Makrokosmos, hält Mutter Gaia Heilkräuter bereit, die dem angeschlagenen Mikrokosmos helfen können. Die Werke von Pfarrer Kneipp, Prof. R. F. Weiß, Kräutermutter Treben, dem Findhorn Herbalisten David Hoffman und anderen haben da etliches zu bieten. Es wäre müßig, die vielen Venenmittel, Herz-, Lungen-, Nieren- und Verdauungskräuter hier noch einmal aufzuzählen.

Es ist zwar unerläßlich, die einzelnen angeschlagenen, geschwächten Organe oder Körpersysteme mit den Kräften der Heilkräuter zu unterstützen, aber das rührt noch nicht an der Ursache, wenn diese Dauerstreß heißt. Der Patient sollte sein ganzes psychisches und soziales Umfeld orten und seine Einstellung dazu oder die Situation selbst verändern. Als hilfreich erweisen sich auch nervenstärkende und nervenentspannende Kräuter.

1. Baldrian (Valeriana officinale)

Baldrian war den Alten vor allem als Liebesmittel bekannt. »Mann und Weib sollen es zusammen in Wein nehmen, das macht gut Freundschaft!« schreibt der alte Kräutermann Brunfels. Außerdem vertreibe es Hexen, die einem Unglück und Krankheit anzaubern wollen, und halte Pest und Teufel fern. In Schweden heißt es, es vertreibe den Neid der Elfen.

Interessanterweise wurde die beruhigende Wirkung dieser duftenden Waldpflanze erst im Maschinenzeitalter von einem englischen Kräutermann namens John Hill entdeckt; Man könnte sagen, der Baldrian-Deva offenbarte diesen Aspekt seines Wesens erst, als die gestreßten Menschen es wirklich nötig hatten. Hufeland verschrieb den Tee als »eines der besten Nervenmittel... Ich habe langwierige Nervenschäden, Hysterie und Krämpfe aller Art verschwinden sehen.«

Die Indikationen der Pflanze sind Schlafstörungen, Spannungs- und Erregungszustände, Wechseljahre, Depressionen und vegetative Dystonie, die sich in nervösem Herz-Kreislaufbeschwerden äußert. Schon in der Antike erkannte man die positive Wirkung auf die Sehkraft der Augen, die ja unter anderem von psychischen Faktoren abhängt. Vor allem bei geistiger Überarbeitung leistet Baldrian gute Dienste.

Die Wirkung der Pflanze ist eine *amphoterische* (nach der griechischen Amphorta, der Vase mit zwei Henkeln), das heißt, sie wirkt in zwei Richtungen: Sie beruhigt Unruhige und regt Erschöpfte an.

Die korrekte Zubereitung ist ein Kaltwasserauszug, wobei man die kleingeschnittenen Wurzeln, zwei Teelöffel pro Tasse, acht Stunden lang ziehen läßt.

2. Herzgespann oder Löwenschwanz (Leonurus cardiaca)

Der Herzgespanntee wirkt beruhigend, krampflösend und vor allem herzstärkend. Er ist angesagt bei nervösen Herzbeschwerden, bei verzögerter oder gehemmter Monatsblutung, die von Angst und Spannungszuständen herrührt, und in den Wechseljahren.

3. Helmkraut (Scutellaria lateriflora)

David Hoffmann, der Kräuterexperte der Findhorn-Gemeinschaft, nennt das Helmkraut »wahrscheinlich das wichtigste Nervenmittel, das uns in der Heilkunde zur Verfügung steht«. (*Hoffmann 1985*) Der Tee wird verschrieben zur Beruhigung von nervösen Spannungszuständen, auch prämenstruellen Spannungen, bei hysterischen Anfällen, Epilepsie und akuten Depressions- und Erschöpfungszuständen. Er läßt sich gut mit Baldrian kombinieren. Bei Migräne soll eine Mischung mit Lavendel helfen.

Auch im Ayurveda wird das im Himalaya wachsende Helmkraut als beruhigendes Nervenmittel, Antispasmodikum und Umstimmungsmittel geschätzt. Es reduziert übermäßiges Pitta, das heißt, es kühlt das feurige, cholerische Temperament und feurige Gefühle wie Zorn, Haß und Eifersucht. Es beruhigt das Herz und stillt übermäßiges Verlangen. Seine Qualität wird als sattwisch beschrieben, es fördert also Bewußtseinsklarheit. Schlaflosigkeit, Konvulsionen, Neuralgien, Epilepsie, nervöse Kopfschmerzen, erhöhter Blutdruck, Arthritis und unfreiwilliger Abgang von Urin und Samenflüssigkeit sind die ayurvedischen Indikationen.

Der kleine Lippenblütler mit himmelsblauen Blüten wächst mit Vorliebe in Sümpfen und Mooren und ist schwer zu finden. Das im kommerziellen Handel erhältliche »Helmkraut« ist meistens der *Salbeigamander* (*Teucrium scorodonia*) – das Kraut, mit dem der grüne Schweizer Kräuterkäse gewürzt ist. Das echte Helmkraut läßt sich jedoch recht gut im Garten ziehen. Samen oder Pflänzchen sind in Wildgärtnereien, etwa dem innovativen Hof-Berggarten in Großherrischwand/Schwarzwald, erhältlich.

Im Mittelalter war die Pflanze vor allem als Fiebermittel bekannt und wurde gegen das Wechselfieber (Malaria) oder nach Bissen durch tollwütige Tiere verwendet.

4. Hopfen (Humulus lupulus)

Der Hopfen, ein Verwandter des Hanf, wirkt dämpfend auf das zentrale Nervensystem. Die Indikationen sind Schlaflosigkeit und nervöse Spannungen. Bei Depressionen ist Hopfen allerdings kontraindiziert, denn er kann diese verstärken. Der Duft eines Hopfenkissens wirkt sedativ auf das Riechhirn. Da die Hopfenbittersäuren die glatte Muskulatur entspannen, vor allem die des Verdauungstrakts, wirkt der Hopfentee beruhigend bei Darmreizung und Kolitis; dazu kommt eine leichte antibakterielle Wirkung.

Die Römer kannten den Hopfen nur als Gemüse (Hopfenspargel, aus den jungen Trieben). Erst ab dem 8. Jahrhundert kamen die Mönche darauf, mit den weiblichen Blütenständen ihr Bier zu würzen und zu klären. Sie bevorzugten es gegenüber anderen Bierzusätzen, weil der Hopfen eine Östrogene Wirkung hat. Hopfen dämpft sexuelle Erregungszustände und vertreibt die lästigen Buhlteufel, die besonders die Klosterbrüder heimsuchten. Wenn die Begierde dennoch stark genug ist, daß es zum Koitus kommt, verhindert der Hopfen den vorzeitigen Samenerguß.

5. Hanf (Cannabis sativa)

Die Blütenrispen der alten Textilfaserpflanze wurden nachweislich schon vor 5000 Jahren von den Chinesen und ebensolange von den Ägyptern als krampflösender, beruhigender Aufguß verabreicht. Der Hanf wirkt leicht euphorisierend, ist aber kein Rauschgift, wie es etwa die Nachtschattengewächse sind. Patienten, die auf Standard-Antidepressiva nicht reagieren, reagieren oft positiv auf Cannabis. (*Grinspoon/Bakalar 1994:134*)

6. Kalifornischer Mohn (Eschscholzia californica)
Die kalifornischen Indianer brauten aus den oberirdischen Teilen einen Tee bei schmerzhaften Koliken. Der Tee soll beruhigend, schlaffördernd und krampflösend wirken, ohne süchtig zu machen. Da es sich aber um einen Verwandten des Schlafmohns handelt, ist Vorsicht angebracht.

7. Kamille (Matricaria chamomilla)
Für viele alte Kräutermütter war die Kamille schlicht ein Allheilmittel. Wann immer ich als Kind krank war, brachte mir meine Oma heißen Kamillentee. Wenn es mir heute schlechtgeht, brauche ich nur den Duft einzuatmen, und es geht mir schon besser. Ich beruhige mich und kann besser schlafen. Daß es sich dabei nicht nur um eine Placebo-Wirkung handelt, zeigen die neusten Forschungen: Kamille wirkt krampfstillend, wundheilend, blähungswidrig und pilzhemmend.

8. Heilziest (Stachys betonica)
Heilziest wirkt als Tee nervenstärkend bei Angst und Anspannung, er regt die Hirndurchblutung an und wirkt verdauungsfördernd. Die Kelten nannten den Lippenblütler *Betonga*, weil er den Kopf (*Bew*) gut (*ton*) macht. Hildegard von Bingen benutzte das Kraut »gegen Liebe, die durch Zauberworte erregt worden ist«, und der Gelehrte Erasmus trug es als Amulett gegen schreckliche Gesichte und Träume. Bei nervösen Kopfschmerzen kann das Kraut, mit Augentrost und Huflattich gemischt, auch geraucht werden.

9. Lavendel (Lavandula vera)
Lavendel ist ein weiteres mildes krampflösendes und antidepressiv wirkendes Mittel. Bei Streßkopfschmerzen wirkt es, ähnlich wie *Lindenblüten*, beruhigend.

Es gibt noch viel mehr Kräuter, die sich gegen die Symptome von Streß einsetzen lassen. Dazu zählen die *Rauwolfia*, das *Wassernabel-*

kraut, die *Passionsblume*, die *Zitronenmelisse*, der *Ginseng*, die *Mistel*, das *Eisenkraut* und viele andere. Man muß sich bei der Auswahl von der Intuition leiten lassen, bis man seine »pflanzlichen Verbündeten« gefunden hat.

Das Johanniskraut (Hypencum perforatum)

Als Johanneskräuter bezeichnete man einst alle Kräuter, die zur Mittsommerzeit, wenn die Sonne ihren höchsten Stand erreicht, in voller Blüte stehen. Margeriten, Arnika, Schafgarbe, Hartheu Johanniskraut) und andere Wildblumen waren dem Sonnengott geweiht und spielten eine große Rolle im indogermanischen Sonnenwendbrauch. Sie wurden beim Tanz um das Mittsommerfeuer als Kranz in den Haaren getragen und, zu schönen Gebilden geflochten, zum Segen und als Schutz gegen Krankheit, Hexerei und Blitzschlag auf Giebel und Firstbalken gehängt. Daß diese blühenden Kräuter besonders heilkräftig sind, ist kein bloßer Aberglaube. Das warme, intensive Sonnenlicht feuert in der Tat die pflanzliche Chemie an, wenn es darum geht, hoch wertige ätherische Öle, Balsame und andere potente Wirkstoffe herzustellen. Es hieß von den Kräutern im »Sonnenwendbuschen«, wenn diese nicht helfen, würde gar nichts helfen. *On a employé toutes les herbes de la St. Jean* heißt das französische Sprichwort, wenn man alles getan hat, um jemanden zu heilen oder einer Sache zum Erfolg zu verhelfen. (*Bächtold-Stäubli IV 1987:743*)

Inzwischen trägt nur noch eine Pflanze, das Hartheu oder Hartenau, den Namen Johanniskraut. Es ist eine Pflanze, die sich, wie kaum eine andere, völlig der Sonne hingibt. Sie wächst an trockenen, sonnigen Standorten. Ihre Samen weigern sich, im Dunklen zu keimen, sie brauchen dazu Licht. Die Sonnenwirkung offenbart sich in der intensiven Blütenhaftigkeit und in den vielen kleinen Öldrüsen, die die Blätter, Kelch- und Blütenblätter mit lauter kleinen Tüpfeln bedecken. Die bedingungslose Hingabe an das Licht zeigt sich auch in dem aufrechten Wuchs und in den harten, zähen Stengeln. Es ist – wir erleben das ja an den austreibenden Kartoffeln, wenn wir sie aus dem dunklen Keller ins Helle holen – das Licht allein, das den Pflanzen ihre Aufrichtekraft, geordnete Geometrie und Festigkeit verleiht.

Wenn man genau hinschaut, merkt man, daß die fünf sonnengelben Blütenblätter nicht symmetrisch sind. Sie haben eine schärfere und eine breit ausgeladene Seite wie Flugzeugpropeller. So erinnern die Blüten an wirbelnde Lichträder, an Licht-Chakren. Die vielen, strahlenartig aus dem Kelch hervorbrechenden gelben Staubfäden lassen die Blüten, die sich nur bei trockenem Wetter öffnen, wie lauter winzige Sonnen aussehen.

Das Johanniskraut ist dermaßen lichtgesättigt, daß es die Lichtwirkung weitergibt. Hellhäutige Weidetiere, Schafe, Schweine oder Rinder, reagieren lichtempfindlich, wenn sie das Kraut fressen. Sie bekommen eine entzündete, geschwollene Haut und Blasen an den Lippen, mitunter sterben sie an Krämpfen – aber nur, wenn sie nach dem Genuß ins direkte Sonnenlicht kommen. Aus diesem Grund (aber auch weil es potentiell bewußtseinsverändernd wirkt) wurde das in Amerika eingeschleppte Weideunkraut zur *persona non grata* erklärt und mit viel Aufwand bekämpft. Auch beim Menschen zeigt sich, wenn er das Kraut als Tee zu sich nimmt, eine ganz bestimmte Lichtwirkung. Diese ist aber weniger eine äußerliche, physische als eine innere, seelische. Johanniskraut bringt Licht in die dunkelsten Ecken der Seele. Der Tee, täglich ein Täßchen einige Wochen lang getrunken, hellt düstere Stimmungen auf und vertreibt Melancholie, Angst und Depression. Chemiker machen den roten Farbstoff, das *Hypericin*, eine phenolische Verbindung, für die euphorisierende, antidepressive Wirkung verantwortlich.

Interessant ist, die Droge (den Tee) nach der Methode der homöopathischen Selbsterprobung einzunehmen und meditativ die Wirkung zu beobachten. Die *entoptischen* Lichtphänomene, die Wolken und Lichtblitze, die hinter den geschlossenen Lidern auftreten, gestalten sich ungewöhnlich hell und grell bunt. Lichtgebilde steigen auf und gerinnen dann plötzlich in eine rigide geometrische Form. Diese sich im Augeninneren abspielenden Lichtphänomene spiegeln ganz und gar den Habitus und die Dynamik dieser Pflanze wider.

Wolkenartig webende entoptische Lichterscheinungen, die wahrscheinlich auf der Abgabe elektrischer Nervenimpulse tief in der Sehrinde beruhen, geben den »Stoff« her, aus denen Traumbilder und Visionen gewoben werden. Meistens bemerken wir sie nicht, da wir sofort in den Traum hinübergleiten und das nach außen gerichtete Bewußtsein verlieren. Richtet man die Aufmerksamkeit jedoch auf diese Nahtstelle zwischen Wachen und Träumen, kann man das Weben jener »Lichtwolken« wahrnehmen. Wenn nun düstere Vorstellungen wie bedrohliche Gewitterwolken vor dem Seelenauge aufsteigen, werden diese von den Lichtkräften des Johanniskrauts erfaßt und zu schönen, wenngleich eher rigiden Mustern geordnet. Angsterfüllte, melancholische Gedankenbilder lassen sich unter dem Einfluß der Hypericum-Droge kaum weiterspinnen.

Dieser psychoaktive Effekt war natürlich auch den alten Kräuterkennern nicht verborgen geblieben. Die Bezeichnung »Hypericum« kommt aus dem Griechischen und bedeutet »Über« (Hyper) »dem Bild« (Eikon). Hypericum hebt also den menschlichen Geist über die bedrohlichen, inneren Bilder, über die krankhaften Einbildungen hinaus. Mittelalterliche Ärzte nannten die Pflanze *Fuga Daemonum*, was andeuten soll, daß sie die Flucht der Dämonen erzwingt. Für Paracelsus galt das Sankt Johanniskraut als »*ein Arcanum*, ein Universalmittel mit höchster Wirkkraft, eine *Monarchei*, der sich alle beugen müssen«. Die Äderchen in den Blättern seien die Signatur, daß das Kraut alle *Phantasmata* um und im Menschen vertreibt.

Als Phantasmata bezeichnete er »Krankheiten ohne Corpus und ohne Substanz«, also »eingebildete Stimmen, Wahnsinn und Aberwitz«. (*Pörksen 1988:75*) »Damit die himmlische *Influenz* gegen die Phantasmata wirke, muß die Pflanze entsprechend dem Gang der Gestirne gepflückt werden«, wenn Mars, Jupiter und Venus gut aspektiert sind, nicht aber der Mond. Bei Sonnenaufgang, der Sonne zugewandt, in der Morgendämmerung soll man die Heilpflanze sammeln. Er schreibt weiter: »Dieses Kraut soll immerfort getragen werden, unter dem Barett, am Busen, als Kranz oder in der Hand, oft daran riechen, nachts unter das Kissen tun, um das Haus herum stecken oder an die Wände hängen! ‹
Das einfache Volk nannte das Kraut, dieser Eigenschaften wegen, »Teufelsflucht« und »Jageteufel«.

»Dost, Hartheu und Wegscheidt (Wegwarte)
Tun dem Teufel viel Leid!«

Sprüche dieser Art sagten die Großmütter auf, wenn sie das Kraut im Zeichen des Löwen pflückten und ins erste Bad des Kindes taten, auf die erste Getreidegarbe steckten, dem verzauberten Vieh ins Futter streuten oder gegen Blitzschlag kreuzweise ins Fenster oder unter die Dachsparren steckten. Gegen angezauberte Liebe – »so einer durch zauberische Liebe von Sinnen gekommen und unsinnig worden« – wurde Johanniskraut in Wein gesotten.
Mit dem Johanniskraut trieben alte Muhmen auch Wetterzauber. In Mitteldeutschland hieß es: »Hartenau und Dill macht's Gewitter still.« Eine Geschichte aus Sachsen-Anhalt berichtet von einem furchtbaren Gewitter, das kein Ende nehmen wollte und die Ernte auf dem Feld zu zerstören drohte. Plötzlich hörten die verängstigten Bauern eine Stimme aus den finsteren Wolken donnern: »Ist da keine einzige Frau, die da weiß von Hartenau?« Als die Bäuerinnen daraufhin das Johanniskraut in die Fenster steckten, hörte das Unwetter auf.

Meistens wurde jedoch mit dem Kraut geräuchert, wie wir aus dem überlieferten Spruch entnehmen können: »Brennt an Eisenkraut und Hartenau, daß sich das Gewitter stau!«
Ist das nun reiner Aberglaube, oder steckt etwas dahinter? Ist es möglich, daß man mit Johanniskraut Unwetter vertreiben kann? Ethnologen haben immer wieder erlebt, aber nicht erklären können, wie Schamanen das Wetter beeinflussen. (*Kalweit 1987:112*) Ich selbst war der ungläubige Zeuge eines indianischen Regentanzes, der in Oregon eine längere Dürrezeit beendete, und das, obwohl der Rundfunk ein Weiterbestehen des Hochs vorausgesagt hatte. Wenn wir das holographische Modell ernst nehmen, welches besagt, daß alles in allem enthalten ist, könnte es durchaus sein. Man muß das innere Wetter (die Stimmungen, Emotionen) beruhigen, und das äußere wird sich durch Resonanz fügen.
Jedenfalls schwankt das Gemüt von Mensch und Tier mit dem Wetter. Im seelischen Erleben der Menschen früher waren das innere und das äußere Wetter nicht so radikal getrennt, wie es bei uns der Fall ist. Schlechtwetterperioden, welche die Ernte und somit das Überleben gefährden, oder die Angst vor Blitz und Hageleinschlag können auch das seelische Klima einer Hofgemeinschaft beeinträchtigen und zu gereizter Stimmung, Mißmut und Unfallsanfälligkeit führen. In der aufgeladenen Atmosphäre vor einem Gewitter stechen die Bremsen besonders heftig, die Kühe brummen gereizt, treten gegen den Melkschemel und halten die Milch zurück, und die Menschen sind nervös und angespannt. Da ist es durchaus vorstellbar, daß es hilft, wenn die Großmutter Stall und Haus mit dem sonnengeweihten Hartenau räuchert.
Auf ähnlicher Basis ist wohl auch der Gebrauch des Johanniskrauts als Frauenkraut zu erklären. Es gehörte mit zu den altgermanischen »Bettstrohkräutern«. Das Bettstroh bezeichnet die duftenden, heilbringenden Kräuter, auf denen die Wöchnerinnen und die Neugeborenen ruhen. Sie waren allesamt der Freya geweiht – unser Wort

»Frau« ist übrigens aus »Freya« (Herrin) hervorgegangen. Freyas Bettstrohkräuter waren vor allem solche mit wohltuenden, antiseptisch wirkenden ätherischen Ölen, wie Kamille, Quendel (Thymian), Heilziest (*Stachys betonica*), oder auch solche wie Waldmeister, Labkräuter oder Steinklee, die, wenn sie trocknen, aufgrund der in ihnen enthaltenen *Cumarine*, einen angenehmen, beruhigenden »Heuduft« von sich geben. Mit dem Johanniskraut wurden die Frauen nach der Geburt zur Reinigung zusätzlich noch beräuchert. (*Höfler 1990:116*) Auf die Heilwirkung dieser Kräuter wollten die Frauen auch nach der Bekehrung nicht verzichten. Also wurden sie zu »Marias Bettstroh« oder »Liebfrauenstroh«. Maria hätte das neugeborene Christkind im Stall zu Bethlehem darauf gebettet. Es seien die Pflanzen im Heu, welche Ochs und Esel nicht fressen wollten.
Da die holde Freya vor allem auch eine Liebesgöttin ist, verwundert es nicht, daß das Sonnenwendkraut von jungen Frauen auch als Liebesorakel verwendet wurde. Im allgemeinen ging das so: Das Mädchen tat eine Handvoll der zu Johanni gepflückten Blütenknospen in einen Leinsack; derweil sie diesen fest drückte, dachte sie an ihren Liebsten und sprach:

»Ist mein Schatz gut, kommt rotes Blut.
Ist er mir gram, gibt's nur Scham (Schaum)!«

Wenn man die goldgelben Blüten zwischen den Fingern zerdrückt, quillt eine rote Flüssigkeit (das Johannisöl) hervor – darauf beruht das oben erwähnte Orakel. Die Heiden erkannten darin das Blut des Sonnengottes, des gütigen Baldur, der zur Sonnenwende geopfert wurde oder sich selber opferte. Die Symbolik wurde auf den Bußprediger Johannes übertragen, der bei der Taufe Jesu (»die Sonne der Seele«) verkündete: »Er muß wachsen, ich aber muß abnehmen.« Der Täufer, der geköpft wurde, nach dem Salome ihren Tanz der sieben Schleier aufgeführt hatte, ersetzte im Volksglauben den heidnischen Sonnengott.

Eine Anzahl frommer Volkslegenden verbindet die Sonnenwendblume mit dem Täufer. Es sei das Blut des Enthaupteten, das sich, als es auf die Erde spritzte, in das Johanniskraut verwandelte. Die Schwägerin des König Herodes hätte, in ihrem unersättlichen Haß, die Zunge des geköpften Täufers zerstochen, und seitdem enthalte die Pflanze Blutstropfen. Eine Geschichte aus der Oberpfalz erzählt, daß Zacharias, der Vater des Johannes, betrübt, weil er keine Kinder hatte, in die Wüste ging. Da gab ihm ein Engel dieses gelbe Blümchen, das sich solange hielt, bis Johannes geboren wurde.

Um den alten, unausrottbaren Brauch, zu Johanni Hartheu in die Fenster und Türen zu stecken, zu erklären, erfanden die Pfaffen eine weitere Geschichte. Ein Spitzel hatte den Unterschlupf des verfolgten, heiligen Mannes entdeckt. Damit die Häscher das Haus erkennen würden, in dem sich Johannes verborgen hielt, steckte der Bösewicht ein Hartheuzweiglein in eines der Fenster. Aber ein Wunder geschah! Am nächsten Tag waren die Fenster aller Häuser in Jerusalem mit dem Kraut besteckt.

Eine weitere Legende erzählt, daß das Kraut dermaßen gut und heilkräftig sei, daß der Teufel in seinem Zorn mit einer spitzen Nadel darüber herfiel und es tausendmal durchlöcherte. Der Beweis für diese Untat sind die vielen schwarzen Pünktchen, die, gegen das Licht gehalten, wie Nadelstiche aussehen. Diesen Pünktchen, die von kleinen Öldrüsen herrühren, verdankt die Pflanze ihren spezifischen Namen *perforatum*.

Die Inquisitoren, die kirchlichen Hexenjäger, waren vom hohen Stellenwert des heiligen Johanniskrauts fest überzeugt. Sie flößten den Satansbräuten beim Foltern Johanniskrauttee ein, weil sie glaubten, daß dadurch die Gelöbnisse aufgelöst würden, die die Hexen dem Teufel gemacht hatten. Auch wurde während der »peinlichen Befragung« tüchtig mit Johanniskraut geräuchert, entweder, weil man selbst Angst vor dem Leibhaftigen hatte, oder weil man annahm, das dieser sich dadurch den verängstigten Folteropfern nicht nähern konnte.

Paracelsus deutet den roten Saft und die »Nadellöcher« anders als die Priester. Er sah darin die Signatur des kriegerischen Planetengottes Mars – ein sicheres Zeichen, daß sich die Pflanze zur Heilung von Hieb- und Stichwunden eigne. Paracelsus, der selbst als Wundarzt kreuz und quer mit den Söldnerheeren durch Europa gezogen war, wußte, wovon er sprach. Kompressen des Hypericum-Krauts wirken wundheilend und antiseptisch. Auch das rote Johannisöl zeigt eine hervorragende Heilwirkung bei allen Wunden, Quetschungen und Hautschürfungen. Bei Verbrennungen und Verbrühungen leistet es gute Dienste. Nur – das muß hervorgehoben werden darf man es nicht als Sonnenöl zur Bräunung verwenden, sonst geht es einem wie dem zuvor erwähnten hellhäutigen Weidevieh. Einige Tropfen innerlich genommen sollen Gastritis und Magengeschwüre heilen. (*Mabey 1993:64*) Auf jeden Fall regt es die Galle an.

Öl

Das rote Öl gehört in jede Hausapotheke: Es wirkt, wenn einmassiert, sehr gut bei Neuralgien und Nervenentzündungen, Hexenschuß und Ischias. Man kann das Johannisölleicht selbst herstellen. An einem trockenen, sonnigen Sommertag sammelt man die Blüten und Blütenknospen, füllt sie in ein helles Glas, übergießt es bis zum Rand mit Sonnenblumen oder Olivenöl, schraubt es fest zu und läßt es zwei Wochen lang in der Sonne stehen. Allmählich färbt sich das Öl burgunderrot. Es wird abgeseiht und in einer dunklen Flasche an einem dunklen Ort aufbewahrt.

Tee

Auch für den Tee sollte man genügend sammeln. Johanniskraut, das mit dem Schwarztee nah verwandt ist, ist angenehm im Geschmack. Da dieser Aufguß nicht harntreibend wirkt, kann man problemlos vor dem Schlafengehen ein Täßchen trinken. Das ist besonders in den dunklen Wintertagen, wenn der Lichtmangel die Stimmung drückt,

zu empfehlen. Dieser Tee wirkt als Tranquilisator auf das limbische System. (*Weiß 1991:35*)
Besonders gut wirkt der Johanniskrauttee bei bett nässenden Kindern. Beim Bettnässen handelt es sich nicht um eine Erkrankung der Harnorgane, es ist vor allem seelisch bedingt. Gerade in solchen Fällen ist eine psychotrope Heilpflanze angesagt.
Neuerdings wird Hypericum in den USA in der AIDS-Therapie eingesetzt. (*Poster/Duke 1990:114*) Das ist sinnvoll, nicht nur weil viele HIV-Infizierte an Depressionen leiden, sondern vor allem, weil die Gefahr besteht, von pathogenen *Candida*-Hefepilzen befallen zu werden. Die AIDS-Patienten sterben nicht an dem Virus, sondern meistens an einer völligen Verpilzung der Lungen und des Bluts. Candida Pilze sind Opportunisten, die sich vor allem im Darm, in den Geschlechtsorganen, in den Lungen und zuletzt im Blut ausbreiten, wenn das Immunsystem geschädigt ist. Wie wir schon gesehen haben, meiden Pilze das Sonnenlicht. Sie wollen ein dunkles, feuchtes Milieu. Eine Pflanze, die sich wie das Johanniskraut dermaßen mit Sonnenlicht (umgewandelt zu dem Öl Hypericin) anreichert, ist sicherlich ein probates Mittel, um den Pilzen Paroli zu bieten.

Schwitzbäder, Saunas und Fieber

Fieber ist an sich keine Krankheit, keine pathologische, hyperthermale Reaktion, die es unbedingt mit Aspirin, Wadenwickeln und anderen Mitteln zu dämpfen gilt. Im Gegenteil, Fieber ist Teil der lebensrettenden Immunreaktion. Man soll das Fieber lassen. Noch niemand ist am Fieber selbst gestorben. »Laß mich ein Fieber erzeugen, und ich werde jede Krankheit heilen«, sagte der altgriechische Arzt-Philosoph Parmenides.

Die exakte Regulierung der Körpertemperatur ist lebenswichtig. Sie steht daher unter der Kontrolle des Hypothalamus, des großen Koordinators der seelischen und körperlichen Funktionen. Wenn der Hypothalamus die Botschaft erhält, daß Antigene in den Organismus eingedrungen sind, läßt er die Temperatur ansteigen. Die zunehmende Hitze hemmt die Vermehrung der eingedrungen Viren und Bakterien und gibt den Abwehrzellen das Signal, aktiv zu werden. Zugleich erweitern sich, durch das Fieber, die Gefäße, so daß das Blut als Träger der Lebenskraft und die Lymphe schneller und leichter den Infektionsherd umspülen können. Im Schweiß werden verschiedene Toxine, Harnsäure und andere Schlacken ausgeschieden. Die Haut spielt dabei die Rolle einer »dritten Niere«.

Die Anthroposophen sagen, daß der Geist versucht, mit Hilfe des Fiebers den ihm zu entgleiten drohenden Körper wieder in den Griff zu bekommen. Fieber ist die »Begeisterung« auf physisch-somatischer Ebene. Körperhitze wird erzeugt, wenn unser geistiges Wesen besonders aktiv ist. Wenn Schamanen, tibetanische Lamas oder Yogis vom Feuer des Geistes ergriffen werden, gehen sie mitten im Winter nackt, setzen sich auf einen Eisblock und lassen ihn wegschmelzen oder springen in ein ins Eis geschlagenes Loch und lassen dann die Kleidung dampfend am Körper trocknen. Tapas nennen die Inder diese Hitze, die die Sünde ausbrennt und das Karma zu Asche reduziert. Vor der schamanistischen Reise, die ja eine Reise in die Anderswelt, in die Totenwelt ist, erhitzt sich der Schamane, denn nur wenn er diese Energie besitzt, wird er Erfolg haben und wiederkehren können.

Beim Kranken soll die heilende Hitze des Fiebers also keinesfalls unterdrückt werden, sondern durch heiße, schweißtreibende Kräutertees (Diaphoretica), die in großen Mengen getrunken werden, und durch warmes Zudecken unterstützt werden. Zu diesen Kräutertees gehört an erster Stelle der *Holunderblütentee*. Auch *Lindenblüten, Schafgarbe,*

Kamille, Stiefmütterchen (Ackerveilchen), Birkenblätter und *Bittersüßstengel* haben als Tee die gewünschte diaphoretische Wirkung.

Oft gab man den Fiebernden einen Tee aus *Weidenrinde* (*Salix alba*) oder *Spierstaude* (*Filipendula ulmaria*), auch *Mädesüß* oder *Wiesenkönigin* genannt. Beide wirken antiseptisch, entzündungshemmend, fördern die Ausscheidung von Harnsäure, treiben den Schweiß und senken das Fieber. In der Tat enthalten Weide und Mädesüß *Salicylsäure*, ein natürliches Aspirin. (Das Wort *Aspirin* ist von *Spier*staude abgeleitet, ebenso wie *Sal*icyl von der *Sal*weide kommt). Diese etwas bitter schmeckenden Tees eignen sich sehr gut bei Rheuma und Erkältungen. Da sie auch noch Tannine und Schleimstoffe enthalten, kommt es nicht, wie beim synthetischen Aspirin, zu Magenblutungen.

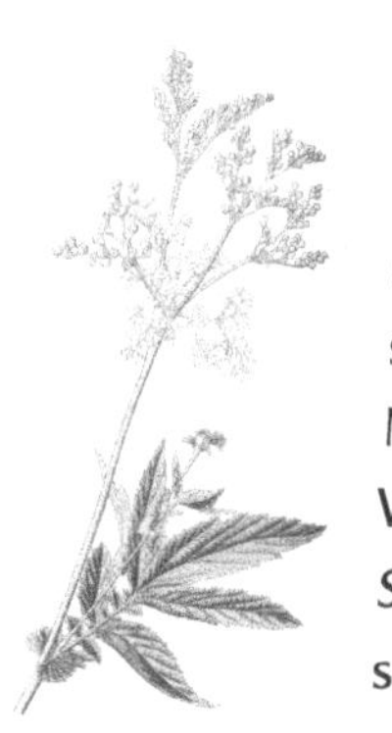

Überhitzungstherapien, das heilsame Erzeugen eines künstlichen Fiebers, gehören zu den ältesten Heilmethoden der Menschheit. Das altsteinzeitliche Schwitzbad, das die Indianer vor rund 30.000 Jahren mit in die Neue Welt nahmen, gab es überall in der Alten Welt. Die ursprüngliche Schwitzhütte entwickelte sich allmählich zum japanischen, türkischen oder römischen Dampfbad, zur mittelalterlichen Badestube und zur finnischen Sauna.

Das Dampfbad, die Sauna, war ein wichtiger Bestandteil der alten germanischen, slavischen und sibirischen Kultur, geriet jedoch im Zuge der christlichen Missionierung in Mißkredit. In den mittelalterlichen Badestuben lebte es bis zum Ausbruch der Lustseuche weiter. Wie überall auf der Welt diente das Schwitzbad unseren Ahnen nicht nur zur körperlichen Hygiene, sondern hatte auch eine starke magisch-rituelle Komponente.

Die Schwitzhütte galt auch der seelischen Reinigung und Erneuerung. Wasser wurde über glühende Steine gegossen. Die Temperatur der gesättigten Dampfatmosphäre stieg auf zwischen 50 Grad und 60 Grad Celsius, so daß die nackten Menschen aus allen Poren schwitzten. Sie befanden sich sozusagen wieder im heißen Mutterschoß. Das Schwitzen stellte eine vorübergehende Rückkehr zu den Ursprüngen dar, aus denen man dann mit neuer Kraft neu geboren wurde – so etwas wie ein archaisches Rebirthing-Ritual! Die Schwitzhütte verband erneut mit der Seelenhüterin, der Frau Holle. Der schweißtreibende Holunderblütentee, der dazu getrunken wurde, unterstreicht diese Verbindung, denn wie wir schon gesehen haben, war der Holunder dieser Göttin geweiht. Daß die Germanen auch Bilsenkrautsamen auf die glühenden Steine warfen, ist bekannt. (*Bächtold-Stäubli I 1987:829*) Dadurch veränderten sie die gewöhnlichen neurophysiologischen Funktionen, und während ihr Hirn Beta-Endorphine freisetzte, konnten ihnen die Götter und Geister erscheinen. Die Skythen, die westasiatischen indogermanischen Reitervölker benutzten zum gleichen Zweck Hanfrispen in ihren Schwitzhütten. Die Germanen rieben sich beim Schwitzen zudem noch mit Kräutern ein; wir wissen zwar nicht mehr mit welchen, aber vermutlich gehörte der Beifuß mit dazu. Die Badenden peitschten sich mit Birkenreisigbesen. Das fördert die Durchblutung, hat aber auch eine symbolische Bedeutung, denn die Birke, der nord-euroasiatische Schamanenbaum, steht für Geburt, Reinigung und neues Licht. Ab und zu rannten die Teilnehmer hinaus, um zum Abschrecken in kaltes Wasser zu springen oder sich im Schnee zu wälzen. Nur dreimal durfte man wieder in die Schwitzhütte zurück; beim vierten Mal käme der drückende Alp.

Als archaische, heidnische Rituale wurden solche Schwitzbäder durch Kirchenverordnungen verboten, und später war ohnehin vielerorts nicht mehr genügend Brennholz vorhanden. Dennoch schwitzte das

Landvolk weiter seine Krankheiten und die Krankheitsgeister hinaus, und zwar im Backofen. Der Bauernphilosoph Arthur Hermes erzählt, daß noch in seiner Jugend, um die Jahrhundertwende, Kranke in dicke Wolldecken gewickelt und, nach dem das Brot herausgenommen war, in den heißen Ofen geschoben wurden. Besonders bei Wassersucht, Rheuma (Reißen), Fieber und allen Hauterkrankungen wurde diese Kur verordnet. Auch blasse, kränkelnde Kinder ließ man im Backofen »nachbacken«. Bei den archaischen Völkern galt die Feuerstelle, der Ofen oder der Herd als der bevorzugte Aufenthaltsort der Ahnengeister. Durch das Rauchloch, das »Windauge«, stiegen sie ein und aus – wie übrigens auch die Götter – der Weihnachtsmann tut es noch immer. Der Ofen ist also auch ein Tor zur Anderswelt, zur Welt der Seelenmutter Holle. Das Symbol taucht auch im Märchen von Frau Holle auf, und zwar als Backofen, in dem die Brotleibe darum bitten, herausgenommen zu werden.

Der Schwitzhütte, die als Therapeutikum allmählich wiederentdeckt wird, begegneten die weißen Siedler erneut bei den Indianern. Wasserscheue spanische Eroberer lieferten die ersten Berichte über solche *Temazcalli* (Schwitzbäder) bei den Azteken. Captain John Smith, dem Gründer der Jamestown Kolonie in Virginia, verdanken wir einen ausführlichen Bericht (1612) über die Schwitzhütte. Die Indianer tranken darin große Mengen der Wurzelabkochung des Sassefras-Baumes sowie andere Kräutertees, die er aber nicht identifiziert. Da die Indianer diese Kur auch bei Geschlechtskrankheiten anwendeten, glaubte Smith, Sassefras könne dem nach Europa eingeführten Guaiakholz profitable Konkurrenz machen.

Die Schwitzhütte, die bei den Indianern der Rocky Mountains noch immer eine zentrale Rolle spielt, hat wie das Dampfbad unserer Vorfahren eine starke rituell-magische Komponente. Die Hütte, die teilweise im Boden versenkt ist, stellt den Schoß von Mutter Erde dar. Die

Weidenzweige, über die Decken und Büffelfelle gespannt werden, sind ihre Rippen, die Schwitzenden sind ihre Kinder, die erneuert und gekräftigt aus ihr wiedergeboren werden. Die Hütte ist gleichzeitig ein Abbild des Kosmos, die Decken sind das Himmelszelt, die erhitzten Steine in der Mittestellen die Weltmitte dar, das Feuer ist die Kraft der Sonne. Die Schwitzhütte, die sich nach Osten, in Richtung der aufgehenden Sonne öffnet, ist ein vollkommen sakraler Ort. Wie alle heiligen Orte ist er mit dem duftenden Steppenbeifuß (Sagebrush) ausgelegt. Auch das Wasser wird mit heiligen Beifußstengeln auf die glühenden Steine gespritzt. Tabak – er nimmt bei den Indianern die Stelle des Bilsenkrauts ein – wird an die Geister geopfert, und mit heiligem Süßgras wird geräuchert. Das Grundverständnis dabei ist, daß der heilige Ort auch der heilende Ort ist.

Heilkräuter gehören immer mit zum Schwitzhüttenritual, einige werden geräuchert, andere getrunken. Die Indianer des Westens, etwa die Cheyenne oder die Sioux, trinken den stark schweißtreibenden *Monardenminztee* (*Monarda fistulosa*). Wir kennen diese »Indianerminze« inzwischen als rot, purpur oder orange blühende Gartenstaude und könnten sie genausogut als Schwitzkraut verwenden. Um die Schleimhäute vor der extremen Hitze zu schützen, kauen die Indianer *Süßholzstengel* (Lakritze). Weiter werden das immunstärkende *Sonnenhutkraut* (*Echinaceae*), *Sagebrush*, *Wachholder* (*Juniper*) und andere aromatische Kräuter auf den heißen Steinen verdampft. Die östlichen Waldlandindianer tranken ebenfalls Schwitzkräuter: die Irokesen *Holunder* (*Sambucus canadiensis*), *Wasserdost* (*Eupatorium perfoliatum*) oder eine Kreuzblumenart (Seneca snakeroot; *Polygala senega*). Bei Grippe kam ein Tee der *Hemlock-Tanne* (*Tsuga canadiensis*) hinzu, bei anderen Krankheiten wiederum andere Kräutertees. Bei Muskelschmerzen wurden *Hexenhasel*zweige (Hamamelis) auf den glühenden Steinen verdampft. (*Vogel 1982:254*)

Die Schulmediziner hielten nicht viel von diesen primitiven Praktiken, aber wie wir schon gesehen haben, fand die Schwitz- und Kräuterkur mit Samuel Thomson begeisterte Aufnahme in der amerikanischen Volksheilkunde. Auch die Pennsylvania-Deutschen übernahmen viele indianische Heilpflanzen in ihre »Schwitzgegreider« (Schwitzkräuter), darunter den »Fiewerbaum« (Sassefras), das Wintergrün (Pipsissewa, *Pyrola umbellata*), die Virginia Snakeroot (*Aristochlia serpentaria*), und mischten sie mit den Schwitzkräutern ihrer ehemaligen allemannischen Heimat, dem Sanikel, Löwenzahnwurzeln und Berufskräutern.

Eine weitere Überhitzungstherapie, die wir nicht übergehen wollen, sind die Schlenzbäder. Maria Schlenz beschreibt sie in dem 1932 erschienen Buch *So heilt man unheilbar scheinende Krankheiten.* Wie bei den traditionellen Schwitzbädern fastet der Patient vorher, Kolon und Blase werden entleert. Bis auf das Gesicht wird er dann in eine große Wanne getaucht. Das Wasser hat anfangs Körpertemperatur, wird aber innerhalb von 20 Minuten auf 40 Grad gesteigert. Je nach Heilzweck werden Kräuterauszüge aus verschiedenen Heilpflanzen oder Heublumen zugesetzt. Nach einer Stunde steigt der Patient aus, wird massiert oder gebürstet und zum Nachschwitzen gut ein gepackt. Das Bad wird ein- bis dreimal pro Woche durch geführt und durch Diät und Heilkräuter unterstützt. (*Meyer-Kamberg 1990:315*)

Wie man kräuterkundig wird

Flachs
(Linum usitatissimum)

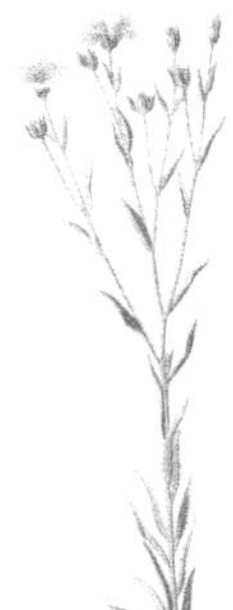

Irgendwo in Siebenbürgen lebte einmal ein bettelarmer Schafhirte mit seiner Familie. Oft, während er auf den kargen Weiden seine Schafte hütete, streifte sein Blick wehmütig in die Ferne zu den Schneebergen, die da so erhaben, rein und blau leuchteten. Eines Tages überwältigte ihn das Verlangen, dorthin zu gehen. Er überließ die Herde seinem treuen Hund und machte sich auf den Weg.

Der Pfad führte durch düstere Felsenschluchten und dann immer höher, bis der Schnee das Weiterkommen schwierig machte. Plötzlich stand unmittelbar vor ihm ein Palast aus Eis und Schnee. Verwundert trat er durch das Eisportal. Herrliche Kristalle schimmerten im bläulichen Licht. Gold, Silber und Edelsteine lagen da in großen Haufen. Während er sich staunend umschaute, erschien plötzlich eine wunderschöne Frau, eine Feenkönigin. In ihrer weißen Hand hielt sie eine blaue Blume. Sie grüßte den Hirten freundlich und sagte ihm, er solle auswählen, was er wolle. Er dürfe seinen Rucksack mit soviel Gold und Edelsteinen füllen, wie er nur tragen könne. Er sah die schöne Fee an und sagte, am liebsten hätte er die blaue Blume.

»Du hast gut gewählt! Diese Blume ist das Kostbarste, was ich besitze«, sagte sie und reichte sie ihm.

Da verschwand der prächtige Palast, und er stand allein auf dem schimmernden Schneefeld. Weit unten im Tal sah er sein Heimatdorf. Ich muß mich beeilen, dachte er, sonst wird es noch finster, bevor ich zu meiner Herde zurückkomme. Er lief so schnell er konnte, bis er endlich zur Weide kam, die er am frühen Morgen verlassen hatte. Kein einziges Schaf war mehr zu sehen. Der Hund, über den er sich nun ärgerte, war auch fort. Ob Wölfe die Schafe gerissen hatten? Aber nein, es gab keine Spur, die das andeutete.

Also ging er allein ins Dorf zurück. Auch da schien alles merkwürdig verändert, alles sah anders aus als am Morgen. Als er die Tür aufmachte und in die Hütte trat, erschrak seine Frau heftig. Nachdem sie sich wieder gefaßt hatte, sagte sie: »Ein ganzes Jahr haben wir deinen Tod beweint! Ein Jahr und ein Tag sind vergangen, seit der Hund spät in der Nacht ohne dich heimkehrte!«

Der verwirrte Hirte holte die Blume aus seinem Ranzen. Sie war inzwischen verblüht und versamt. »Wenn ich auch nichts anderes habe, so will ich wenigstens diese Samen aussäen«, dachte er sich und streute sie ins Gartenbeet. Am nächsten Morgen war der Garten voller blauer Blumen. Da erschien die Fee noch einmal und erklärte: »Diese blauen Blumen sind nicht nur schön, sie sind auch nützlich. Es ist Flachs, und er wird Euch und dem ganzen Land Wohlstand bringen.« Sie erklärte ihnen, wie man die Pflanzen im Zeichen des Widders aussät, wie man sie erntet und die ölhaltigen Samen riffelt, wie man die langen Stengel röstet, bricht, schwingt, hechelt, zu Fäden spinnt und schließlich zu feinem Leintuch verwebt. Von nun an spann die Frau nicht nur Wolle, sondern auch Flachs, und ihr Mann machte sich am Webstuhl zu schaffen.

Es gibt viele Märchen wie dieses aus Transsylvanien, die erklären, wie die Menschen zu den Heil- oder Nutzpflanzen gekommen sind. Nicht kühl experimentierende, forschende Wissenschaftler waren es, die den Heil- oder Nährwert der Pflanze entdeckten, sondern Visionäre.

Schauen wir uns das Märchen noch einmal näher an. Der Entdecker der kostbaren Nutzpflanze ist ein Hirte. Hirten waren immer und überall bekannt für ihre ausgeprägten Pflanzenkenntnisse. In ganz Europa hieß es, wenn das Vieh erkrankt und der Tierarzt nicht weiter weiß, soll man den Hirten holen, denn dieser wisse immer das rechte Heilkraut. In einer Zeit, in der es weder die Schulpflicht noch Transistorradios oder Walkmen gab, hatten die Hirten keinen anderen Zeitvertreib als das tiefe Hineinsinnen in das frische Grün der sie umgebenden Landschaft.

Sie waren natürliche Mystiker und Meditanten. Keine unnötige Information, keine Überflutung der Unterhaltungs- und Wissensindustrie verbaute ihnen den unmittelbaren Zugang zur Natur. Tagein, tagaus saßen sie bei ihrer Herde, beobachteten die weidenden Tiere, das Wiegen der Bäume im Wind, rochen den Duft der Kräuter und Wiesenblumen, lauschten den Vögeln, nahmen den Wechsel der Jahreszeiten wahr. Mehr noch als die von morgens bis abends schwer arbeitenden Gärtner und Bauern tauchten sie in das Mysterium, in die flutende Geistigkeit der Natur ein. Zuweilen wird der Hirte, auch wenn er sich dessen kaum bewußt ist, so sehr Teil seiner weidenden Tiere, daß seine Seele mit der Herdenseele verschmilzt. Er befindet sich in mystischer Partizipation mit den Rindern und Schafen, so daß sie seinen Geist mitnehmen, wenn sie Berg- oder Heidekräuter erschnuppern, schmecken, genüßlich widerkäuen und beim Verdauen die kosmischen Geheimnisse entschlüsseln, die die Pflanzen von den Sternen und Planeten empfangen haben. Auf diese Weise sammelt der Hirte einen Schatz an intuitivem Wissen über die Kräfte der Kräuter an.

Das Wissen um Pflanzen wird in höheren, geistigen Gefilden erworben. Der wahre Pflanzenkenner muß ein Meditant sein. In Indien ist es selbstverständlich, daß der Kräuterheiler zugleich ein Yogi, ein Meister der Versenkung, ist. Unser Schafhirte steigt hinauf in die blauen, schimmernden Berge – das Bergsteigen ist eine oft benutzte Metapher für die Schamanistische Jenseitsreise. Aber er geht nicht einfach auf »Trip« und vernachlässigt seine alltäglichen Pflichten, vielmehr überläßt er sie seinem treuen, wohldisziplinierten Hund, der sozusagen das niedere, alltägliche Ich darstellt. Oben im blauen Äther – dort, wo die Götter wandeln, in der fernen Saturnsphäre – begegnet er dem Deva der Pflanze. Dieser Pflanzenengel zeigt sich ihm in einer ansprechbaren, wunderschönen Gestalt. Das Gold und die Edelsteine, die ihm der Deva anbietet, stellen eine letzte Versuchung dar. Aber da der Wanderer eine reine

Seele hat, verlangt es ihn nicht nach unverdientem Reichtum. Er begnügt sich mit dem Wesentlichen, mit der blauen Blume.

Wie weit sich der Hirte dieses Märchens in die »Anderswelt« hinausgewagt hat, wird deutlich in der Aussage, daß er, ohne es zu merken, ein ganzes Jahr entschwunden war. In der jenseitigen Welt, der Welt der Pflanzendevas, läuft die Zeit anders. Sie grenzt an die Ewigkeit und läßt sich nicht nach irdischen Maßstäben messen.

Ein Märchen der Ojibwa erzählt, wie der Mais zu den Menschen kam. Auch diese Geschichte sagt etwas über den Umgang mit den Pflanzendevas aus. Um Sinn und Aufgabe ihres Lebens zu erfahren, um ihre Kräfte und geistigen Helfer kennenzulernen, gehen die jungen Indianer in die Wildnis auf Visionssuche. Vier, manchmal bis zu sieben Tage verbringen sie allein und nackt tief im Wald oder auf einem Berg. Um sich zu weihen, beräuchern sie ihren Körper mit Süßgras und Beifuß. Manchmal machen sie ein kleines Feuer, um Raubtiere fernzuhalten. Und dann warten sie, ohne zu essen, zu trinken oder zu schlafen, bis sich ein göttliches Wesen ihrer erbarmt, ihnen eine Vision zukommen läßt und ihnen ihre »Medizin« (Kraft) gibt.

Ein junger Indianer namens Wunkh ging auf Visionssuche. Er wollte die Geister nicht bitten, ein großer Krieger, Sprecher oder erfolgreicher Jäger zu werden. Sein Wunsch war es, die Pflanzen kennenzulernen. Er wollte wissen, welche heilen und welche giftig sind. Vor allem aber wünschte er zu erfahren, welche Pflanzen eßbar sind, denn oft, im Spätwinter und im Frühling, waren die Vorräte aufgebraucht, und sein Volk mußte Hunger leiden. In den ersten zwei Tagen des Fastens in der Wildnis wanderte er umher und betrachtete die Gewächse, um sich auf das »grüne Volk« einzustimmen. Am dritten Tag war er jedoch zu schwach und legte sich auf sein Laublager. Plötzlich erschien ein junger Mann an seinem Lager. Er war schlank und kräftig gebaut, ganz in Grün und Gelb gekleidet und hatte eine gelbe Mähne.

»Ich bin Mondamin. Der große Geist hat mich zu dir gesandt. Er hat gesehen, daß dein Herz rein ist und wird dir deinen Wunsch erfüllen. Ich bin dein Lehrmeister. Aber zuerst muß ich prüfen, ob du auch Mut und Ausdauer hast. Du mußt mit mir ringen!«

Wunkh war zwar matt vom strengen Fasten, aber er gab sich einen Ruck und sprang auf, obwohl ihm die Knie zitterten. Stundenlang rangen sie, als ginge es um Leben und Tod. Am Abend verschwand der goldmähnige Fremde, und Wunkh sank erschöpft, zerschunden und an verschiedenen Stellen blutend zu Boden.

Am nächsten Tag kam Mondamin wieder. Wieder mußte Wunkh mit ihm kämpfen, obwohl er todmüde war. Am folgenden Tag war es dasselbe. Bevor er diesmal am Abend verschwand, sagte der Fremde zu Wunkh: »Morgen wird dein Vater kommen und dir eine Suppe zur Stärkung bringen. Nimm sie nicht an. Noch einmal komme ich, dann mußt du mich bezwingen und töten. Du mußt mich entkleiden und in der Erde begraben. Besuche mein Grab des öfteren, singe das Medizinlied, das ich dir gebe, laß kein Gras auf dem Grabhügel wachsen und sieh, wie ich im Herbst wieder auferstehe.«

Wunkh wollte ihn eigentlich nicht töten, aber beim letzten Ringkampf fiel Mondamin tot zu Boden. Aus dem Grab wuchs eine seltsame, noch nie gesehene Pflanze empor. Sie hatte genau die Farbe von Mondamins Kleidern. Als sie mannshoch war, wuchs oben ein Kolben mit einem Büschel darauf, der ganz so aussah wie Mondamins heller Haarschopf. Ein eher mißtrauischer alter Medizinmann untersuchte die seltsame Pflanze, schälte den Kolben und fand große, gelbe Körner darin. Als er diese vorsichtig kostete, merkte er, daß sie süß und bekömmlich waren. So kam der Mais, den die Ojibwa *Mondamin* (Wunderpflanze) nennen, zu den Menschen.

In dieser Erzählung ist es der Pflanzendeva, der aus Mitleid mit den Menschen dem Sucher entgegenkommt. Dennoch müssen wir zur

Kenntnis nehmen, daß das Erlernen der Geheimnisse der Pflanzen kein Sonntagsspaziergang ist. Es ist ein Ringen, das von dem Suchenden viel Kraft und auch moralische Stärke erfordert. Es gleicht dem Ringen Abrahams mit dem Engel. Die Himmlischen geben ihre Geheimnisse nicht ohne weiteres preis.

Die Pflanzendevas opfern sich in die materielle Schöpfung hinein. Auch das kommt in dieser Geschichte zum Ausdruck. Sie geben sich, damit wir Menschen und auch die Tiere leben können. Die Devas existieren leiblich als grüne, wachsende Pflanzen hier auf der Erde, sind aber zugleich physisch ungebundene Geistwesen in der »Anderswelt«, die uns in Trance, in der Vision, im Traum und auf der Schamanistischen Reise begegnen können.

Mit den Devas zu sprechen, wirklich pflanzenkundig zu werden, bedeutet, Zugang zur Jenseitswelt, zur Devawelt zu bekommen. Das ist nicht einfach, denn schließlich liegt diese verborgene Dimension des Seins am anderen Ufer des Totenflusses Styx, hinter den sieben Bergen, jenseits des von schrecklichen Sphinxen behüteten Tores. Auf so eine Reise muß man karmisch vorbereitet worden sein. Es ist ein langer Weg, der sich über mehrere Inkarnationen erstreckt. Es ist eine Begabung, die einem die Götter und Schicksalsmütter in die Wiege gelegt haben. Daß diese Begabung vorhanden ist, zeigt sich zunächst in vagen Ahnungen oder auch in einem unerklärlichen Interesse an Pflanzen und ihren Heilkräften. Diese Ahnungen, unterstützt durch Träume und eigenartige »Zufälle«, gipfeln oft in einem Gefühl des Berufenseins. Meistens widerstreben Schamanen ihrer Berufung, denn Heiler und Botschafter der Jenseitswelt zu sein, ist mühevoll.

Wer dazu berufen ist, den drängen die Ahnen und Götter. Oft schicken sie eine Krankheit, die nur durch das Schamanisieren geheilt werden kann. Schließlich kann der Berufene nicht anders, als dem Ruf zu folgen.

Die ersten Schritte

In jedem, der dieses Buch liest, schlummert vermutlich schon etwas von dieser Begabung, wenn nicht gar Berufung, denn sonst würden diese Zeilen sein Interesse gar nicht wecken. *Interesse* ist der Schlüssel, der Leitfaden! Interesse bedeutet dem Wortursprung nach, sich ganz im Wesentlichen zu befinden (lat. *intra* = innerhalb, *esse* = sein, Wesen). Zweitens muß man die Pflanzen lieben, denn – das sagt eine alte Weisheit – nur was man liebt, kann man wirklich verstehen.

Diese von Interesse und Liebe getragene Begabung muß jedoch erst ausgebildet werden. Einst war es so: Wer sich zur Kräuterkunde berufen fühlte, suchte sich erfahrene Kräuterkenner, Wurzelmütter oder Wurzelseppen, um von ihnen zu lernen. Das Lernen war aber kein Botanikstudium, wie es an den Hochschulen betrieben wird, wo man nur den materiellen Aspekt, das Wäg- und Meßbare der Flora erfahren kann. Nicht nur Kopfdenken, sondern auch Herzenswissen wurde vermittelt. Der Schüler wanderte mit den Kräuterkennern durch die Wiesen und Wälder. Selten wurde dabei gesprochen, denn die Stille des Herzens ist wichtig, um die Sprache der Pflanzen zu verstehen. Der Lernende half mit, die Wurzeln zur rechten Zeit zu graben, die Kräuterbündel zu bereiten, die Heilmittel herzustellen, und wenn etwas zur Sprache kam, dann waren es vor allem die in kurze Reime gefaßten Sammelregeln oder die über lieferten Sprüche, mit denen man die Pflanzen ansprach.

Einbeere, wer hat dich gepflanzt?
Unsere Frau mit ihren fünf Fingern!
Durch alle ihre Macht und Kraft
Hat sie dich hierher gebracht,
Daß ich werde gesund!

Zeig nun, liebes Kräutlein,
die Kraft, die Gott dir gegeben hat!

Viele solche Sprüche und Sammelregeln gab es, in denen ein Wissen um die Geistigkeit der Pflanze und ihr Eingebettetsein im Kosmos zum Ausdruck kommt. Aber wo sind die Wissenden heutzutage? Die Kirche, auf das spirituelle Monopol bedacht, führte einen Vernichtungskampf gegen jene, die noch etwas von der makrokosmischen Spiritualität der Natur wußten. Die eifrigen Schulmeisterlein der Aufklärung taten das Ihrige. Was übrigblieb, ist meist dekadenter Aberglaube, obwohl – von den Gelehrten meist unbemerkt – manch altes Rezept von den Großmüttern an die Enkeltöchter weitergegeben wurde. Aber im Zeitalter der Pharmakologie und Industriemedizin reißt der rote Faden der Überlieferung immer mehr. Also sind nun einzig die indianischen Medizinmänner, die nepalesischen Jhankries und andere endogene Meister der Pflanzenkunde unsere Lehrmeister. Sie können uns helfen, den Faden wieder zu knüpfen. Doch das ist schwierig über die kulturellen Barrieren hinweg. Zudem ist es meistens nicht die Flora unserer heimatlichen Wiesen, Wälder und Felder, mit der sie sich auskennen; ihre Rituale und die Geistwesen, mit denen sie verkehren, sind nicht die, mit denen unsere Ahnen vertraut waren. Dennoch können sie wertvolle Hinweise geben, die wir dankbar annehmen. Leider geraten auch diese Kulturen unter die Räder des Welthandels und Neokolonialismus, und so geht auch ihr Wissen allmählich verloren. In den Stammesgesellschaften finden sich kaum noch junge Leute, die dafür zu haben sind. Das Motorrad, der Kassettenrekorder und andere westliche Zauberinstrumente sind interessanter für sie. Islam, Christentum oder andere weltanschauliche Ideologien ersetzen traditionelle, auf die Natur bezogene geistige Inhalte. Wie also kann man heutzutage wirklich kräuterkundig werden?

Erstens müssen wir wissen, daß die Pflanzengottheiten, die Devas selbst ein Interesse daran haben, mit den Menschen Kontakt aufzunehmen. Sie suchen sich geeignete Menschen als »Kanal« für ihre

Botschaften. Zweitens können auch wir viel tun, um uns auf die Kontaktaufnahme seitens der Devas vorzubereiten.

1. Die wichtigste Vorbedingung ist eine reine Seele, denn nur wer ein reines Seelengewand trägt, wird mit göttlichen Lichtwesen – wie die Pflanzendevas es sind – kommunizieren dürfen. Dazu gehören ein gutes Gewissen, Aufrichtigkeit, Mitgefühl und Geistesgegenwart. Schließlich ist die Kontaktaufnahme mit den Pflanzengeistern eine Begegnung mit dem Jenseits, und wenn man von Selbstsucht, schlechtem Gewissen und bösen Absichten geplagt ist, wird man – fast wie im Spiegel – nur höllische, grauenhafte Erfahrungen machen.
   Die Ojibwa-Indianer haben eine berühmte Zunft der Kräuterheilkundigen, die *Midewiwin*. Die Medizinmänner und -frauen dieser Zunft sind Meister der Kräuterheilkunde. Die von den Midewiwin-Heilern als Voraussetzung gegebenen Leitlinien sind es wert, in diesem Zusammenhang betrachtet zu werden. (*Johnson 1992:122*)

   Danke dem Großen Geist für alle seine Gaben.
   Achte die Alten; in ihnen achtest du Leben und Weisheit.
   Achte das Leben in all seinen Formen, und dein eigenes Leben wird immer Hilfe finden.
   Achte die Frauen; in ihnen achtest du das Geschenk des Lebens und der Liebe.
   Achte das Versprechen; halte dein Wort, und du wirst wahr sein.
   Achte die Freundlichkeit; freundlich bist du, wenn du deine Gaben teilst.
   Sei friedfertig; durch Frieden wirst du den Großen Frieden finden.
   Sei mutig, durch Mut wirst du an Kräften wachsen.
   Sei maßvoll in allen Dingen; schau hin, höre zu und denke nach, dann werden deine Taten klug sein.

2. Gehe hinaus zu den Pflanzen. Mache jeden Tag, egal wo du wohnst oder wie das Wetter ist, einen Spaziergang und beobachte die werdenden, sich ständig wandelnden Zeitenleiber der Pflanzen. Was du da siehst, ist die Spur, die das Devawesen in der materiellen Welt hinterläßt. Auch die Stadt ist kein Hindernis für die Annäherung an die Pflanzenwelt. Interessante, mutige kleine Kräutlein, voller Heilkräfte und umwoben von interessanten Geschichten, wachsen da am Bordstein, im Schutt oder in den Parks. Seltsame Einwanderer aus fremden Ländern wuchern an stillgelegten Bahndämmen. Da findet man Goldruten aus Kanada, die Kraft haben, kranke Nieren zu heilen. Da stehen Himmelsbäume (*Ailanthus*), die ursprünglich aus China kommen und in deren Rinde kaum bekannte Heilkräfte schlummern. In der traditionellen chinesischen Heilkunde wird Ailanthus-Rinde in Wasser gekocht (zwei Teelöffel pro Tasse) und löffelweise bei Durchfall, Weißfluß oder Bandwurm eingegeben. In den Gräben findet man das aus Kaschmir eingewanderte saft- und kraftstrotzende drüsige Springkraut (*Impatiens glandulifera*), dessen Samen köstlich nußartig schmecken und dessen mauvefarbenen Prachtblüten von den Indern als alkoholische Tinktur bei Hautpilz Anwendung finden. Aus den Blüten stellte Edward Bach übrigens eine Blütenessenz gegen »Ungeduld« her. An den meisten Bahndämmen wächst auch die schöne Nachtkerze (*Oenothera*), die 1612 aus dem Botanischen Garten in Padua entkam und wegen ihrer gut schmeckenden Wurzel bald darauf als »Schinkenwurzel« in den Gemüsegärten angebaut wurde. Inzwischen hat man in dem Öl der Nachtkerzensamen ein wunderbares Heilmittel bei PMS, endogenen Ekzemen, Alkoholvergiftung, Polyarthritis und anderen modernen Leiden entdeckt. Die Liste der am Bahndamm wachsenden Zauber- und Heilpflanzen könnte bis ins Unendliche weitergeführt werden.

Bei Spaziergängen sollte man unbedingt darauf achten, von welcher Pflanze man besonders stark angezogen wird. Das ist nicht von ungefähr. Diese Pflanze hat dem betreffenden Menschen etwas Wichtiges zu sagen. Sie hat mit ihm zu tun, karmamäßig, schwingungsmäßig. Vielleicht ist sie das Heilmittel, das er gerade braucht. Auf jeden Fall gilt es, auf solche Fingerzeige der Pflanzendevas zu achten.

3. Selbstverständlich darf man nicht nur »Schöngeistern«. Man muß sich auch die Zeit nehmen, die Pflanzen genau zu betrachten. Auch sollte man sie unbedingt genau botanisch bestimmen, ihren offiziellen lateinischen Namen und ihre Familienzugehörigkeit kennen. Dazu braucht man ein gutes Bestimmungsbuch. Ein Buch mit klaren, farbigen Illustrationen ist dabei oft wertvoller als abstrakte Bestimmungstabellen, die allzuoft auf die falsche Fährte führen und zudem vom unmittelbaren Erleben der lebendigen Pflanze ablenken.
Die Familienzugehörigkeit einer Pflanzeart zu kennen ist aufschlußreich. Jede Familie hat ihre ganz besonderen Charakteristika. Wenn man auf ein **Wolfsmilchgewächs** stößt, kann man erwarten, daß es einen gummihaltigen Milchsaft (Latex) enthält. Der Gummibaum, aus dem wir Autoreifen und Gummistiefel machten, gehört dazu. Bei einem **Lippenblütler** würde es erstaunen, wenn nicht irgendein ätherisches Öl darin enthalten wäre. **Mohngewächse** wirken fast alle narkotisch oder wenigstens sedativ auf das Nervensystem. **Malvengewächse** sind schleimhaltig. **Brassicagewächse**, die Kohlfamilie, erzeugen nicht nur schwefelige Öle, sie sind auch besonders menschenfreundlich und suchen die Nähe des Menschen. **Nachtschattengewächse** sind Meister der Synthese von Tropanalkaloiden. Und kaum eine Pflanzenfamilie übertrifft die

Enziangewächse, wenn es um die Herstellung von Bitterstoffen geht. Auch wenn man die Pflanzenart nicht sofort bestimmen kann, weiß man bereits viel über sie, wenn man ihre Familie kennt.

4. Die Pflanze, die einen anspricht, soll man nicht nur mit den Augen betrachten, sondern mit allen Sinnen in sich aufnehmen. Wie einer (einem) Geliebten sollte man sich ihr öffnen. Man berühre mit liebender, empfindsamer Hand ihre glatten, wachsigen, lederigen oder haarig-filzigen Stengel und Blätter; man fühle die Zartheit der Blütenblätter und jungen Triebe. Man soll sie beschnuppern, den süßen Duft der Blüte, die würzige Frische der Blätter einatmen und auskosten. Der Riechsinn, verbunden mit unserem archaischen Tierhirn, führt uns in profunde Dimensionen des Pflanzenwesens. Auch schmecken soll man die Pflanze, das Blättchen, die Wurzel- oder Zweigspitze behutsam kauen und dabei der Wirkung auf Leib und Seele nachspüren.
Nur bei den Giftpflanzen muß man vorsichtig sein. Giftsumach (Poison Ivy) oder der mächtige Mantegazzi Riesenbärenklau ist nicht zum Kosten oder Liebkosen geeignet. Das würde eine schwere Dermatose nach sich ziehen. Hätte man vom gefleckten Schierling gekostet, würde man sich garantiert in der Luft schwebend wiederfinden, ohne die geringste Ahnung, wie man wieder zurück in den Leib kommen soll. Es ist also – genau wie beim Pilzesammeln – wichtig, die giftigen Arten genau zu kennen und sich ihnen besonders behutsam zu nähern. Zum Glück sind die wenigsten Pflanzen wirklich gefährlich. Die meisten, die in den Büchern als giftig beschrieben werden, sind eher ungenießbar. Außerdem warnen die meisten Giftgewächse – ähnlich einer rasselnden Klapperschlange – mit ungewöhnlichen Signaturen, knalligen, abstoßenden Farben, alarmierenden Gerüchen oder absonderlichen Wuchsformen.

Schierling sieht schon aufgrund seiner welken, blaß mehligen Blätter und der, an subkutane Blutungen erinnernden, rötlichpurpurgefleckten Stengel giftig aus; dazu kommt ein abstoßender Geruch, der an Mäuseurin erinnert. Auch der Stechapfel schreckt Neugierige mit seinen stacheligen Früchten, seinem rohen Gestank und den an Fledermausflügel erinnernden Blättern ab.

Es gibt aber auch verführerische, heimtückische Giftgewächse wie die Tollkirsche, deren schwarze Beeren angenehm süß schmecken, so daß man, wenn man nicht um ihre Wirkung weiß, gern mehr davon ißt. Einem mir bekannten Alt-Hippie ist das passiert. Er wollte nur einmal kosten, fand die Beeren aber so schmackhaft, daß er etwa 17 aß und erleben mußte, daß er sich nicht mehr vom Waldboden erheben konnte. Zwei grauenvolle Tage verbrachte er dort und hatte alle Mühe sein Herz am Schlagen und seine Lungen am Atmen zu halten, derweil sein Geist sich immer wieder ruckartig an weit entlegene Orte entfernte. Glücklicherweise hat er überlebt, aber er ist durch dieses Erlebnis ein anderer geworden. Der Deva dieses Nachtschattengewächses, der gern als bezaubernd schöne Frau erscheint, behält immer etwas von der Seele desjenigen zurück, der ihm einmal verfallen war. Die alten Angelsachsen hatten einen Namen für solche Gefangene des *Belladonna*-Devas. »Dwaler« nannte man sie, vom altgermanischen »*dwal« (= trödeln, zurückbleiben, in Trance verharren).

Oft sind die ausgesprochenen Giftgewächse in ihrem Jugendstadium schwer zu bestimmen. Ihre warnende Signatur ist noch nicht voll ausgeprägt, und sie sind daher leicht zu verwechseln. Es ist also wichtig, nicht nur vorsichtig zu sein, sondern die wenigen Giftpflanzen außerdem durch und durch, in allen Lebensstadien zu kennen. Gegebenenfalls muß man im Botanischen Garten einen Experten fragen. Und falls man sich wirklich mit ihnen anfreunden will, muß man äußerst behutsam vorgehen, lange bei ihnen meditieren und bei Selbstversuchen mit homöopathischen Geringstdosierungen anfangen. Dazu muß noch gesagt werden, daß es in der Natur die Kategorien Giftig/Ungiftig ebensowenig gibt wie die Kategorien Gut/Böse. Diese Begriffe entspringen unseren kulturellen Vorstellungen – sagte doch schon Paracelsus: »Alle Dinge sind Gift. Allein die Dosis macht, daß ein Ding kein Gift ist.«

5. Wie wir schon sagten, ist der Deva nicht auf seine äußere, physische Pflanzengestalt beschränkt. Er befindet sich weniger in der Pflanze selbst, sondern umschwebt, umwirkt sie. Er ist ein freies, ungebundenes Geistwesen, das sich überall hin bewegen und in praktisch jeden Gegenstand und jedes andere Lebewesen hineinschlüpfen kann. Wenn man sich also mit einer Pflanze beschäftigt, die man kennenlernen möchte, muß man auf die *Erscheinungszusammenhänge* achten. Wer ging da gerade vorbei? Welcher Vogel sang da? Welche Gedanken kamen mir spontan in den Sinn? Man übt sich in Aufmerksamkeit und in Achtsamkeit oder, wie es die Buddhisten nennen, in *Satipatthana.*

Ein Beispiel: An einem Wanderpfad im Jura fand ich eine Tollkirsche. Da ich genügend Zeit und Muße hatte und sie besser kennenlernen wollte, setzte ich mich zu ihr hin, grüßte sie und betrachtete meditativ jeden Teil, fühlte ihre zarte Haut und sog schnuppernd ihre »roh-giftige« Ausdünstung in die Nase. Dazu kostete ich ein winziges Blattstückchen und meditierte über dessen angenehm bitteren Geschmack. Als ich nach einer Weile wieder zum funktionellen Alltagsbewußtsein zurückkehrte, bedankte ich mich bei der Pflanze, wie es sich gehört, und schenkte ihr, wie ich es bei den Indianern gelernt hatte, etwas Tabak. Plötzlich bemerkte ich in einiger Entfernung ein dunkles Tier. Es war ein Marder, der mich intensiv anschaute. Seine kohlschwarzen, glänzenden Augen waren den Beeren der Tollkirsche zum Verwechseln ähnlich. Als das Tier meine Überraschung gewahrte, spannte es, als wolle es wegspringen. Aber als es spürte, daß ich weiterhin in einem meditativen Zustand verharrte, beruhigte es sich, lief langsam einige Meter den Pfand entlang, drehte sich um und blickte mir noch einmal direkt in die Augen, bevor es im Gebüsch verschwand. Das Tier war Träger des Pflanzengeists gewesen.

Der Belladonna-Deva demonstrierte seine Macht am nächsten Tag, als ich mit einer Gruppe von zwölf Freunden den Hügel erklomm, um ihnen die schöne Pflanze zu zeigen. Es war ein herrlicher sonniger Tag, ein blauer Himmel strahlte, als wir loszogen. Hinter einem der Berge stieg eine weiße Kumuluswolke auf. Sehr schnell quoll sie zu bedrohlicher Größe auf, verdeckte die Sonne und wurde zunehmend dunkler. Als wir ungefähr dreißig Meter von der Pflanze entfernt waren, wurde es finster, ein brausender Sturm hob an. Von Blitz und Donner begleitet brach die Wolke, und es goß in Strömen. Zwanzig Meter von der Tollkirsche entfernt fing es so stark zu hageln an, daß wir, pitschnaß und vor Kälte schlotternd, umkehren mußten. Auf dem Weg ins Tal legte sich der Sturm ebenso schnell, wie er gekommen war. Als wir unten im Dorf ankamen, lachte die Sonne wieder aus einem klaren, blauen Himmel.

Osho (Acharya Rajneesh) sagte einmal: »Rede mit einer Pflanze, und mache dich auf ein Wunder gefaßt!« (*Osho 1995*) Das kann jeder gute Gärtner bestätigen. Doch leider hat meine Geschichte ein trauriges Ende. Als ich die Belladonna das nächste Mal besuchen wollte, lag sie von einem Stock zerschlagen und von ungnädigen Füßen zertrampelt am Boden. Vielleicht hatte sie durch die freundliche Aufmerksamkeit, die ich ihr geschenkt hatte, so viel Vertrauen gegenüber den Menschen gewonnen, daß sie es nicht mehr für nötig hielt, sich unsichtbar zu machen. Ein »guter« Mensch, der das Böse haßt, auch die bösen Giftpflanzen, hatte sie wie eine giftige Natter niedergestreckt. Schon im Mittelalter hatte Hildegard von Bingen gewarnt, der Teufel sei keiner Pflanze näher als der Tollkirsche. Leider gibt es noch immer Tugendbolde, die nicht wahrhaben wollen, daß alle Kreaturen Kinder Gottes sind, und denen daran gelegen ist, Fliegenpilz, Tollkirsche und Riesenbärenklau auszurotten. Wenn man sie fragt warum, mangelt es selten an guten Motiven: »Damit sich unschuldige Kinder nicht daran vergiften«, heißt es dann meist.

6. Um das Erlebnis der Begegnung mit einer Pflanze zu intensivieren, vergegenwärtige man sie sich im Geist. Eine abendliche Meditation, eine Rückschau, in der man ihre Erscheinung noch einmal vor das innere Auge holt, ist hier hilfreich. Man kann sie auch zeichnen oder mit fließenden Wasserfarben so malen, als porträtiere sie sich selbst. Wer tänzerisch begabt ist, kann die Pflanze eurythmisch nachtanzen – am besten unter freiem Himmel. Selbst zur Pflanze geworden, öffnet sich der Tänzer der Sonne, spürt ihre lebensbringende Wärme; gleichzeitig wurzelt er im kühlen, feuchten Boden; der Wind streicht ihm durchs Laub und wiegt ihn; er wächst, er blüht, wird zu Samen und Frucht. Dieser Pflanzentanz ist die reine Ekstase. Es dauert danach oft eine Weile, bis man wieder in die »Realität« zurückkommt. Die einzige Gefahr bei dieser Übung besteht darin, daß der Nachbar die psychiatrische Notaufnahme alarmiert.

7. Viele Märchen, Sagen, Legenden und Erzählungen umranken die Pflanzen. Da gibt es Geschichten von Jungfrauen, die sich in Bäume verwandeln, von Pflanzen, mit denen sich Zauberer unsichtbar und Krieger unverwundbar machen. Da wird von Naturgeistern, Dryaden,

Yakshas und anderen ätherischen Wesenheiten berichtet, die in Bäumen und Kräutern leben. So ist zum Beispiel die hübsche Wegwarte, die an den Wegrändern wächst, eine verwandelte junge Frau, die mit ihren blauen Augen nach Osten blickt; der Ritter, dem sie ihr Herz geschenkt hat, ist im Kreuzzug gen Jerusalem gezogen und nie wiedergekehrt. Da gibt es die Pukwuschen, kleine häßliche Männlein mit drei goldenen Haaren auf dem Kopf, die in den Brennesselhorsten leben und arglosen Bauernfrauen nachstellen. Da sind die Elfen, die sich nur vom Blütenduft ernähren, und die Gnome, die unter den Wurzeln leben.

Pflanzenschamanen und Kräutermütter sind meisterhafte Märchenerzähler. Ihre Erzählungen sind dermaßen lebendig und bildhaft, daß man meinen könnte, sie hielten diese Geschichten für die blanke Wahrheit. Und das tun sie auch augenzwinkernd. Wahre Märchen sind eben nicht nur phantasievolle Erfindungen, sondern vielmehr in bunte, bildhafte Imaginationen gefaßte Erfahrungen der »inneren Welt«. In den Märchen kommt die angesammelte Weisheit eines Stammes, eines Volkes zum Ausdruck.

Pflanzenmärchen sind wahr. Sie erzählen von den transsinnlichen Wesenheiten, den Devas, Natur- und Ahnengeistern und ihrer Beziehung zur Menschenseele.

8. Wer sich von Pflanzen angesprochen fühlt, sollte auf seine Träume achten. Man braucht kein Indianer zu sein, um zu wissen, daß Pflanzen im Traum zu uns sprechen können. Vielen Menschen wurden Heilpflanzen im Traum offenbart: Karl der Große träumte von der Silberdistel, die ihm in der Gestalt eines Engels erschien; Alexander träumte von einem Drachen, der ihm eine Wurzel gab, mit dem er seinen besten Freund Ptolemäus heilte; Melanchthon, der große Humanist, träumte vom Augentrost, der ihn von einem

Augenleiden befreite. Die Pflanzendevas schicken den Menschen ständig solche Träume, nur sind wir im Zivilisationsprozeß so stumpf und unbewußt geworden, daß wir sie meistens nicht wahrnehmen. Wenn man sich darin übt, wird es nicht allzulange dauern, bis die Heilpflanzen wieder im Traum erscheinen.

Traum und schamanistische Trance sind nicht allzuweit voneinander entfernt. Im Schlaf werden wir pflanzenähnlicher. Wie eine Pflanze heben wir uns in diesem Zustand über die Bindung an unseren physischen Körper hinaus. Unser Bewußtsein wendet sich von der äußeren Welt ab und der »Innenseite« des Seins zu. Beim Einschlafen geht unsere Seele (Astralleib) auf Astralreise. Wir fahren zum Mond und fliegen noch weiter durch die Planetensphären, um uns schließlich jenseits der Saturnsphäre am Urquell des Lebens zu laben. Dabei durchwandern wir die Regionen, in denen sich die gütigen Pflanzendevas befinden. Dort können wir uns mit ihnen von Geistwesen zu Geistwesen austauschen, sie befragen und ihren Rat entgegen nehmen.

Leider vergessen wir meist alles, was wir so erfahren haben. Was uns bleibt, sind lediglich ein paar verworrene Traumfetzen. Aber manchmal bleibt eine Erinnerung zurück. Da hat man vielleicht von einem Strauch mit gelben, spinnenartigen Blüten geträumt, und wenn man dann am selben Februarmorgen im Park seinen Spaziergang macht, sieht man plötzlich einen im Schnee blühenden Zaubernußstrauch (Hamamelis) und erinnert sich daran, daß das genau das Heilmittel für die Hämorrhoiden oder Krampfadern ist, die einen Freund plagen.

Schamanen und Yogis sind jene wachen Geister, die die Botschaften aus den Devawelten unverfälscht zurückbringen können. Sie sind in der Askese geübt, so daß sie dem dringenden Verlangen widerstehen können, aus dem Fluß des Vergessens, der Grenze zwischen Hier und Dort, zu trinken.

Egotod und Einweihungskrankheit

Schamane ist nicht gleich Schamane. Es sollte klar sein, daß es, je nach Macht und Tiefe der Einsicht, Abstufungen unter ihnen gibt. Einige sind schlicht Sensitive, die die Schwingungen der Pflanzen mit denen der Kranken in Zusammenhang bringen können. Andere gehen in leichte tranceartige Zustände oder empfangen die Devabotschaften im Traum. Viele haben Elementarwesen, Familiare oder auch Totengeister als Helfer beim Heilen und beim Suchen der Heilpflanzen. Andere wiederum wandern weit in die geistige Welt hinaus und kommunizieren unmittelbar mit den Devas.

Diese Abstufungen haben nichts mit den Einweihungsgraden vieler esoterischer Logen zu tun. Sondern der mit karmisch bedingter geistiger Kraft. Es kommt darauf an, wie weit der Schamane ins »Jenseits« eindringen kann, wie hoch er in Vogelgestalt den Weltenbaum hinaufflattern kann. Bei den sibirischen Naturvölkern heißt es, daß ein großer Schamane in einem Nest hoch oben im Wipfel des Weltenbaumes von der Vogelmutter ausgebrütet wird, ein weniger begabter Schamane dagegen nistet in den unteren Zweigen.

Die Kräuterheilerzunft der Ojibwa

Die Ojibwa-Indianer sind ein Volk von Wildreissammlern, das in den sumpfigen Gebieten am Oberen See (Lake Superior) zu Hause ist. Ihre Heiler sind vor allem Pflanzenschamanen, die sich zu einer Heilerzunft, *Midewiwin* genannt, zusammengeschlossen haben. Ähnlich den keltischen Druiden verbringen sie viele Jahre in der Wildnis, um den Geheimnissen der Pflanzen und Tiere nachzuspüren, sich der Meditation und dem Gebet hinzugeben und Visionen zu empfangen. Sie folgen darin dem ersten Pflanzenschamanen Odaemin (»Herzbeere«).

Odaemin lebte vor langer Zeit. Es war ein goldenes Zeitalter, in dem es keine Krankheit gab. Aber die Menschen, die zum Leben Tiere jagen mußten, begannen, mehr Tiere zu töten, als sie brauchten. Sie wurden zunehmend achtlos und undankbar. Da versammelten sich alle Waldbewohner zur großen Ratssitzung und beschlossen, die Menschen zu bestrafen. Sie schickten Moskitoschwärme los, um den Menschen Krankheiten zu bringen. Auch Odaemin, der noch ein kleiner Junge war, starb an der Seuche, die so viele hinraffte. Der Torhüter an der Grenze zum Land der Verstorbenen merkte, daß der Junge sehr betrübt war, und erkundigte sich nach dem Grund. Odaemin antwortete, es sei traurig, daß so viele Menschen sterben mußten, ohne richtig gelebt zu haben. Der Große Geist, dem der Torhüter das erzählte, schickte den Jungen wieder auf die Erde zu rück. Zusammen mit dem Trickster Nanabusch, dem Großen Hasen, zog er sich in die Wildnis zurück, fastete und beobachtete, wie sich die Tiere mit Kräutern, Rinden und Wurzeln gesund hielten. Vor allem vom Bären, dem Meister der Heilkräuter, lernten sie viel. Was Odaemin auf diese Weise erfahren hatte, brachte er anderen Medizinleuten bei. Er merkte jedoch, daß es nicht genügt, wenn die Menschen nur die Heilpflanzen und ihre Anwendung kennen. Die Heilkunst verlangt mehr. Nur in Verbindung mit der geistigen Kraft des Heilers bringen die Pflanzen Heilung. Die notwendige geistige Kraft erwirbt ein Heiler nur, wenn seine alte habgierige, unfreundliche Persönlichkeit stirbt, und er eine geläuterte, kräftigere Persönlichkeit annimmt. Also gründete Odaemin die Medizinhütte der Gutherzigen, die Midewiwin, wo der Heiler in einem Einweihungsritual sterben und wiedergeboren werden konnte.

Viermal fand das Tod/Wiedergeburt-Ritual statt. Vier Stufen der Einweihung wurden festgelegt. Die erste Stufe war erreicht, wenn der berufene Kandidat die Namen, die Heilkräfte und die Anwendung der Kräuter sowie die Lieder und Gebete für die Pflanzengeister kannte. Dann wurde er von einer Zaubermuschel magisch getötet und als Kräuterkundiger wiedergeboren. Er durfte nun Krankheiten behandeln, die eine natürliche Ursache hatten. Auch tätowieren und den Totenritualen vorsitzen durfte er. Die zweite Stufe war erst erreicht, wenn er nach längerer Zeit im Wald eine starke Vision gehabt hatte, wenn der Donnervogel ihn bis in den Himmel getragen hatte. Ein solcher Medizinmann vermag »wie eine Amsel den Wurm aus der Erde«, einen Krankheitswurm aus dem Leib des Patienten herauszusaugen. Auch kann er weitersehen als mit dem natürlichen Auge und mehr hören als mit dem natürlichen Ohr.

Die dritte Stufe war erreicht, wenn der Heiler die Geister rufen konnte und diese sich beim Eintritt in das Zelt durch Schütteln und Rütteln kundtaten. Ein solcher Geisterbeschwörer konnte auch verlorengegangene Seelen wieder einfangen und sie gelegentlich sogar aus dem Land der Toten zurückbringen.

Erst nach der vierten Einweihung wurde der Heiler als vollkommener Wabeno, als Meister der Pflanzenheilkunde, wiedergeboren. Das war die schwierigste Stufe, auf der eine Selbstbeherrschung verlangt wurde, wie man sie sonst nur bei Yogis findet.

Ähnliche Einweihungsgrade findet man überall, wo es um das Heilen mit Pflanzen geht. Die Kraft des Heilers, des Pflanzenschamanen hängt davon ab, wie offen er für die lebendige Geistigkeit der Natur ist. Um die Hinweise hilfreicher Tiere verstehen und den Pflanzen zuhören zu können, um also empfänglich und fruchtbar zu werden, müssen alte Konditionierungen und Programmierungen abgelegt werden. Das bedeutet, daß die alltägliche egozentrische Persönlichkeit mit ihren festen Vorstellungen davon, wie die Dinge zu sein haben, abdankt. Erst dann kann ein höheres Bewußtsein ihren Platz einnehmen.

Das ist nicht leicht, denn das beschränkte Ego hat Angst um sein Dasein, um seinen Platz am Futtertrog, um sein Ansehen, um seinen Besitz. Damit sich die Tore zu den transpersonellen Dimensionen, in denen die Geister und Devas verkehren, auftun, müssen alle Schlauheiten und Gemeinheiten, mit denen sich das niedere Ego schützt, abgestreift werden. Dies empfindet das defensive Ego als tödliche Bedrohung. Es fürchtet sich davor, wehrt ab und blockiert. Auch die psychoanalytische Couch, der LSD Trip oder ein paar teure esoterische Wochenenden helfen da nicht viel, denn auch mit diesen Dingen versucht sich meist nur das sterbliche Ego zu profilieren.

Was hier geschehen muß, wird von außen, aus höheren Dimensionen an den geeigneten Menschen herangetragen. Deshalb sind es immer die Geister, die Götter, die Ahnen, die Gottesmutter oder Gott, welche durch Krankheit und schwere Schicksalsschläge das Ego töten, damit sich der Mensch der göttlichen Gnade, der Ewigkeit, der transzendenten Dimensionen, seiner wahren Berufung, der Quelle des Heils bewußt werden kann. Dann kann er mit wahrer Autorität, die aus geistigen Quellen gespeist wird, die heilenden Kräfte der Devas vermitteln.

In Indien wird die traditionelle Kräuterheilkunde nicht nur von ayurvedischen Ärzten, sondern vor allem von wandernden Sadhus ausgeübt. Sadhus sind keine Menschen im gewöhnlichen Sinne mehr. Sie haben Beruf, Familie, Kastenzugehörigkeit, sämtlichen Besitz, ja sogar ihren Namen hinter sich gelassen und sich ganz Gott hingegeben. Ihre Weihe findet um Mitternacht auf einem Leichenverbrennungsplatz statt. Einst gingen sie splitternackt, weil sie keinen irdischen Besitz mehr ihr eigen nennen; heute tragen sie ein rotes Gewand, welches das alles verzehrende Feuer des Scheiterhaufens symbolisiert. Die Sadhus weihen sich meistens *Shiva* (»der Gütige«), dem Zerstörer der Illusionen und Uryogi, aus dessen Meditation das Universum hervorgeht. Shiva wird ausdrücklich als *Aushadhishvara*, Herr der Kräuter und Pflanzen, verehrt. Weil den Sadhus, die selbst schon wie Geister sind, die jenseitigen Welten offenstehen, können sie mit den Geistern der Pflanzen reden, genau wie sie die parasitischen Entitäten sehen können, die auf dem Nährboden böser Taten und Gedanken entstehen und die Menschen krank machen. Wenn ein wandernder Sadhu in ein Dorf kommt, eilen Junge und Alte herbei, lauschen seinen Geschichten und hoffen auf seinen Segen. Oft gibt er den Kranken die Kräuter, die diese zu ihrer Heilung bedürfen und die damit verbundenen Ratschläge. Weil diese heiligen Männer (es gibt auch Sadhvis, heilige Frauen) keinen Kastenvorschriften unterworfen sind, können sie mit allen ohne Tabu verkehren, auch mit den unberührbaren kräuterkundigen Waldbewohnern (Adavasi) und Hirten. Auf diese Weise vervollständigen sie ihr Heilwissen ständig.

Das alltägliche Ego des Schamanen oder Sadhus stirbt, aber es stirbt auch nicht. Der Mensch braucht es, um im alltäglichen, irdischen Dasein seine Integrität zu bewahren. Es wurde, wie die Inder sagen, in der Schöpfung von Anfang an mitveranlagt. Alle diesseitigen Wesen haben ihr *Ahamkara*, ihren »Ich-Macher«. Nur wird er nach der Einweihung an seinen rechten Platz verwiesen. Er ist nun der Diener des unsterblichen »höheren Selbst«. Er ist nun der Bhakti, der sich liebevoll dem offenbarten Göttlichen weiht; er ist der treue Heinrich, der fromme Knecht, der Ramdas (Sklave Gottes). So oder ähnlich haben sich viele Schamanen bezeichnet. »Ich kann nicht heilen, es sind die Devas, die Götter«, sagen sie. Kräuterheiler werden immer als sehr einfache, schlichte, unverdorbene Menschen beschrieben.

Flora Jones, die eigentlich Piu-lu-li-Met (die »Östliche Blumenfrau«) heißt, ist die letzte Wintu-Pflanzenschamanin. Auch sie sieht sich vor allem als Werkzeug der Geistwesen. Die Wintu, ein Stamm im nördlichen Kaliforniern, sind im Schmelztiegel Kaliforniens fast aufgegangen. Flora war ein zwischen den Kulturen hin- und hergerissenes Mischlingskind, das von einer Karriere als Hollywood Star träumte. Die Widersprüche ihrer Erziehung machten sie krank und plagten sie mit Selbstzweifeln, bis eines Tages die alten Stammesgeister sie berührten: Als Siebzehnjährige fiel sie beim Kartenspiel in Trance. »Es war wie ein heißes Geschoß, das durch mein Ohr jagte. Der Schmerz ging durch und durch, und ich war vier Tage lang bewußtlos.« (*Schenk/Kalweit 1987:251*) Die letzten noch lebenden Schamanen der Wintu erkannten, daß die Geister sie als Medizinfrau erwählt hatten. Sie betreuten und besangen sie in dieser schwierigen Phase. Ihr Geist lernte, den Pfad zu wandeln, den die Toten in die andere Welt nehmen, und dabei mit den Kräutern und Blumen am Wegrand zu sprechen. Erst viele Jahre später nahm sie ihre Tätigkeit als Medizinfrau auf.

Ethnologen berichten immer wieder von sogenannten Schamanistischen »Einweihungskrankheiten«, die sich oft tage-, wenn nicht wochen- oder monatelang hinziehen. Der von den Geistern oder Ahnen Berufene leidet alle möglichen Schmerzen und erlebt Ohnmachtsanfälle und dergleichen. Dieses Stadium ist nicht ungefährlich. Gelegentlich findet der Berufene den Weg nicht mehr zurück und stirbt tatsächlich. In traditionellen Kulturen wird der von den Göttern heimgesuchte – wie wir es in Floras Fall gesehen haben – von älteren Schamanen betreut, besungen und beräuchert. Sie prüfen auch, ob es eine echte Berufung ist oder nur eine geistige Verwirrung.

Moderne Kräuterkundige

Nun mag man meinen, in unserer Gesellschaft gebe es so etwas nicht. Oder wenn jemand von den Geistern, den Ahnen, Gott oder der Gottesmutter berufen wird, müsse er sich hüten, nicht zum psychiatrischen Fall zu werden. Aber auch bei uns gibt es, öfter als man meint, echte Berufungen, verbunden mit Einweihungskrankheiten und der weisheitsvollen Führung transpersoneller Mächte. Die meisten bleiben unbekannt und unbesungen. Schauen wir nun die Lebensgeschichten einiger bekannter Pflanzenheiler aus unserem Kulturkreis an.

Sebastian Kneipp (1821-1897)

Sebastian Kneipp war ein wahrer Erneuerer der Pflanzenheilkunde. Viele längst vergessene Heilpflanzen, wie den Schachtelhalm, den Weißdorn, die Heublumen und das Johanniskraut, hat er erneut ins Bewußtsein der Menschen gebracht. Kneipp ist zwar vor allem für seine Wasserkuren bekannt, aber er schreibt selbst: »Ich habe viele Jahre hindurch zum größten Teil mit Kräutern und weniger mit Wasser kuriert und dabei die schönsten Erfolge erzielt.« (*Kaiser 1996:259*)

Kneipp war der Sohn armer Weber im Allgäu. Schon als Elfjähriger arbeitete er im kalten, zugigen Keller am Webstuhl. Um der bitteren Armut zu entrinnen, arbeitete er, so viel er nur konnte, gönnte sich nichts und versteckte sein mühsam erspartes Geld unter dem Dach. Er wollte Pfarrer werden, um den Armen zu helfen. Doch dann – er war gerade einundzwanzig Jahre alt – brannte das Haus der Weber ab, samt seinen Ersparnissen. Ihm blieb nur das Hemd und die Hose, die er anhatte. Zum Glück nahm ihn ein Kaplan auf, der es ihm ermöglichte, aufs Gymnasium zu gehen. Doch ausgezehrt von all den Entbehrungen bekam er Bluthusten. Er wurde zusehends schwächer, magerte ab und verbrachte die halbe Zeit im Bett. Der Arzt stellte fest, daß beide Lungenflügel von der Lungenschwindsucht angegriffen waren. Diese Diagnose war ein sicheres Todesurteil. Doch durch Zufall stieß Kneipp kurz darauf auf ein, von einem Johann Sigmund Hahn 1737 verfaßtes, Buch mit dem Titel *Die wunderbare Heilkraft des frischen Wassers bei dessen innerlichem und äußerlichem Gebrauch, durch die Erfahrung bestätigt.* Er sah es als Fingerzeig Gottes und versuchte die darin beschriebene Kur. Nachts, mitten im Winter, ging er dreimal pro Woche zur Donau und tauchte einige Sekunden lang in dem eiskalten Wasser unter. Im Dauerlauf rannte er dann den dreiviertel stündigen Weg zurück in seine Kammer, legte sich in warme Decken gewickelt ins Bett und schwitzte.

Wie ein echter Schamane heilte er sich selbst. Nicht nur das, er gewann auch an Charakterstärke, und die Heilkraft wurde in ihm erweckt.

Später als Kaplan half er den ärmsten Kranken, jenen, die die Ärzte schon aufgegeben oder, weil sie nicht zahlen konnten, abgewiesen hatten. Er traktierte sie mit Wassergüssen und Kräutern. »Wer selbst in Not und Elend saß, weiß Not und Elend des Nächsten zu würdigen«, sagte er dazu. Als die Cholera, von Wanderburschen eingeschleppt, im Dorf ausbrach, ging er mit heißen Essigwickeln und heißer Fenchelmilch ans Werk. Kein einziger seiner zweiundvierzig Pfleglinge starb. Nun war er so bekannt, daß es zu Anfeindungen und Anklagen seitens der etablierten Mediziner kam und er die Rüge seines Bischofs hinnehmen mußte. Erst als Prominente, etwa der Erzherzog Joseph von Österreich, den Weg zu ihm fanden und von ihren Leiden geheilt wurden, konnte er ungehindert praktizieren.

Kneipp legte großen Wert darauf, daß sich die Kranken ihre Heilkräuter selbst sammeln und bereiten. Das Suchen und Sammeln in der Natur, in »des Herrgotts Garten«, und das Zubereiten der Tees, Öle und Kräuterweine wirkt, nach seiner Ansicht, ebenfalls heilend. Er war aus geistiger Einsicht überzeugt, daß »für jede Krankheit ein Kräutlein gewachsen ist!« Heißt es doch in der Heiligen Schrift: »Der Herr läßt die Arznei aus der Erde wachsen, und ein Vernünftiger verachtet sie nicht!« (*Sirach 38, Vers 4*)

Johann Künzle (1857-1945)

Der Schweizer Kräuterpfarrer Künzle wuchs als jüngster Sohn bitterarmer Kleinbauern im St. Gallener Land auf. Zwei Kühe und fünf Hennen nannten sie ihr eigen. Nur fünf seiner zwölf Geschwister erreichten das reife Alter. Vom Vater, der sich nebenbei als Gärtner verdingte, lernte er viele Pflanzennamen. Als Bauernbub kannte er ohnehin viele alte Kräuterrezepte.

Später, im zweiten Jahr als Student im Benediktinerkollegium zu Einsiedeln, erkrankte er schwer an einer Lungenentzündung. Das Leiden wurde chronisch und ging allmählich in Lungenauszehrung über. Da ihm die Arzte nicht mehr helfen konnten, heilte er sich – ähnlich wie Kneipp – mit Hilfe seiner geliebten Kräuter selbst. (*Künzle 1982:16*) Um diese Zeit hörte er an einem Ostersonntag im Halbschlaf eine Stimme, die er für die eines Engels hielt: »Zeige den Menschen, was für Wunder gerade die Bergpflanzen in sich tragen!« (*Golowin 1993:34*)

Künzle, als Vierundzwanzigjähriger zum Priester geweiht, nahm sein Amt ernst. Er stand seiner Gemeinde auch in Krankheitsfällen bei, vor allem dann, wenn die Ärzte keinen Rat mehr wußten. Er vertiefte sein Kräuterwissen durch das Studium des Kneipp-Buches, in dem um die 40 Kräuter angeführt werden, und irgendwann kam ihm bei einer Versteigerung das Kräuterbuch des alten Kräuterarztes Tabernaemontanus (gedruckt 1687) in die Hände. Er vertiefte sich darin und gründete seine Kräutermedizin darauf. Sein Ruf als wundertätiger Kräuterheiler verbreitete sich rasch, nachdem er seine Gemeinde vor der schrecklichen Grippeepidemie bewahrte, die im Jahre 1918 weltweit Millionen Menschen hinweggerafft hatte. Er handelte aus Nächstenliebe und nahm nie Geld für seine Dienste. Dennoch wurde er von erbosten Ärzten wegen Kurpfuscherei angezeigt. Das Gerichtsverfahren löste eine Sympathiewelle für ihn aus, und es kam sogar zu einem Volksbegehren. Die Untersuchungskommission verblüffte er mit seinem beträchtlichen Wissen. Sie hatte keine Wahl, als ihn weiter praktizieren zu lassen.

Zuletzt ließ er sich von seinem Priesteramt entbinden, um nur noch der wachsenden Zahl der Heilung Suchenden mit Heilkräutern und Gebet beistehen zu können.

Maria Treben (1909-1991)

Die umstrittene »Gottesapothekerin« war bis vor einigen Jahren eine typische Grieskirchener Hausfrau, die sich besonders gut mit Kräutern auskannte. Der Pfarrer des Dorfes veranlaßte sie, einige ihrer Kräutererfahrungen für das örtliche Kirchenblatt aufzuschreiben. Diese Beiträge wurden irgendwann zu einer Broschüre zusammengefaßt, und daraus entstand das Buch Gesundheit aus der Apotheke Gottes, das mit über acht Millionen verkauften Exemplaren zu einem Bestseller des Jahrhunderts geworden ist.

Wie konnte dieses Büchlein ohne glänzende Farbfotos und mit recht dürftigem Text ein solcher Mammuterfolg werden? Es ist eben gerade diese Schlichtheit, die die Menschen anspricht. Man braucht kein Pharmakologe oder Mediziner zu sein, um es zu begreifen. Man braucht auch nicht weit zu suchen: Die Heilmittel wachsen unmittelbar hinter dem Haus, auf der Wiese nebenan, am Feldrand oder im nahegelegenen Wald. Mit nur zweiunddreißig Kräutern, die sie in der »Apotheke Gottes« angibt, lassen sich sämtliche Krankheitsdämonen in die Flucht schlagen. Wir würden auch mit noch weniger auskommen, beteuert Maria Treben. Schon sieben oder acht ganz gemeine Unkräuter, wie etwa Brennessel, Schafgarbe, Kamille, Ehrenpreis, Johanniskraut oder Malve, die ja jeder kennt, würden genügen. Es wäre natürlich eine bittere Pille für die Pharmahersteller, wenn da etwas dran wäre.

Von ihrem Erfolg war Maria Treben selbst überrascht. Vorbei war es mit dem ruhigen Familienleben. Sie wurde zu immer mehr Vorträgen vor immer größerem Publikum geladen. Der Terminkalender bestimmte im zunehmenden Maße das Leben der über achtzigjährigen Frau. Mit dem Ruhm wuchs aber auch die Kritik. Ihr wurde vorgeworfen, den Eindruck zu erwecken, daß man auch ohne Arzt und Pharmazeutika auskommen könne, ja, daß einige ihrer Rezepte sogar gefährlich seien. Man hetzte die Massenmedien auf sie. In der Wochenzeitschrift *Stern* bezichtigte sie der Chefarzt eines renommierten Krankenhauses des »verbrecherischen Dilettantismus«. Da sie sich der Kritik nicht stelle, hieß es weiter, wolle sie entweder die Wahrheit nicht wissen oder sie habe von Kräutern und Medizin keine Ahnung.

Die rüstige Alte machte indes unbeirrt weiter. Hatte nicht der von ihr verehrte Pfarrer Kneipp ähnliche Anfeindungen erdulden müssen? Sprachen nicht die wunderbaren Heilerfolge, von denen ihr Tausende geschrieben hatten oder bei Veranstaltungen Zeugnis ablegten, von der Gnadenkraft der Gottesapotheke? Die Kräuterfrau verstand sich als gläubige Christin, die von der Gottesmutter berufen war. Daß daraus ein blühendes Geschäft wurde, war Nebensache.

Die in Böhmen geborene Maria Treben hatte schon von Kindheit an eine innige Beziehung zu Pflanzen. Sie erzählt, daß ihre Mutter eine begeisterte Kneipp-Anhängerin war, die selbstverständlich mit Kräutern hantierte, und daß sie oft einen Förster besuchte, der sie mit vielen Pflanzen bekannt machte. Aber das sind normale Begebenheiten, das genügt nicht, um jemanden zum sendungsbewußten Kräuterschamanen zu machen. Es war vor allem die Vertreibung aus ihrer sudetenländischen Heimat nach dem Krieg (1946), die sie dermaßen in ihren Grundfesten erschütterte, daß sich der Riß in ihrer Seele auftat – der Riß, der es den Pflanzenengeln ermöglicht, mit einem Menschen zu kommunizieren. Eine »einjährige Irrfahrt« durch mehrere Flüchtlingslager brachte sie schließlich nach Österreich.

1947 erkrankte die halbverhungerte Flüchtlingsfrau. »Es ging mir jeden Tag schlechter ... Ich war kaum mehr ansprechbar ... In meinem Dämmerstadium habe ich noch gehört, wie er (der Lagerarzt) sagte: Diese Frau hat Bauchtyphus im letzten Stadium. Damals gab es für die Krankenhäuser keine Medikamente mehr. (Der Arzt) meinte, diese Frau wird uns unter den Händen wegsterben. Es gäbe zwar ein Mittel, den Saft des Schöllkrauts, aber woher man das bekommen solle, wisse er nicht. Doch die Schwestern wußten sich zu helfen, haben in der Natur Schöllkrautblätter gesammelt, den Saft gepreßt ...« (*Treben 1988:49*)

Mehr als ein halbes Jahr lag sie im Krankenhaus. Auch danach litt sie noch immer an krampfartigen Durchfällen, Erbrechen und Schmerzen, die ihren Körper »wie ein Schwert durchbohrten«. Es ging ihr erst richtig besser, als ihr eines Tages eine fremde Frau ein kleines Fläschchen mit einer dunkelbraunen, stark riechenden Flüssigkeit in die Hand drückte. Es waren Schwedenkräuter.

Etwas erwachte damals in ihr, gleichzeitig mit ihrer Genesung: ihre Heilergabe. Ihre schwere Erkrankung war die »Einweihungskrankheit«, die kein Schamane umgehen kann. Dadurch gewann sie ein unerschütterliches Vertrauen in die Gottesapotheke, so daß sie sagen konnte: »Für mich gibt es keine hoffnungslosen Fälle!«

Jahre später, mit dem Tod ihrer Mutter zu Lichtmeß 1961, verstärkte sich ihr Sendungsbewußtsein. »Seither hatte ich das bestimmte Gefühl, in die Heilkräuterkunde hineingedrängt zu werden. Es kamen neue Erfahrungen hinzu, und allmählich wuchs ich mit einem sicheren Gefühl in die Heilkräuter aus der Apotheke Gottes hinein. Es war, als ob mich eine höhere Macht lenken, vor allem die Gottesmutter, die große Helferin aller Kranken, mir den sicheren Weg weisen würde. Das Vertrauen zu Ihr, die Verehrung und das Gebet vor einem alten, wunderbaren Marienbild, das auf seltsame Art in meine Hände und damit in meinen Besitz gelangte, hat in Zweifelsfällen jedesmal geholfen.« (*Treben 1980:4*)

Es ist bemerkenswert, daß es an Lichtmeß war, dem uralten keltischen Fest der Brigitte, der Göttin der Heiler und Schamanen, als sie die Berufung spürte. Das ist kein bloßer Zufall. Fast immer gibt es im Leben derjenigen, die ihre Seele den Göttern geöffnet haben, solche synchronistische Übereinstimmungen.

Ebenso bemerkenswert ist, daß diese Berufung Anfang der sechziger Jahre stattfindet. Immer wenn die Zeiten besonders böse werden, wenn die Menschen ihren Weg verlieren, werden die Götter, Geister und Ahnen aktiv. Auch in dieser Zeit, in der materialistische Ideologien die Welt in atomwaffenstarrende, feindselige Machtblöcke spaltete und sich zügelloses Konsumverhalten mit einer katastrophalen Umweltzerstörung koppelte, wurden die Pflanzendevas besonders aktiv. Sie inspirierten viele sensitive Menschen: Schamanen wie die mazatekische Maria Sabina offenbarten Geheimnisse; giftfreie Wundergärten wie Findhorn oder Aigues Vertes entstanden; die Blumenkinder sangen von der erlösenden Liebe, und mit ihnen erwachte das Interesse an sanfterer Medizin, an einem freundlicheren Umgang mit unseren Mitgeschöpfen, an natürlicher Geburt, an sanften, bewußtseinserweiternden Pflanzendrogen, an Blütenessenzen und Aromatherapie, an Heilkräutern und Schamanentum.

Nach ihrer Berufung zog Maria Treben immer mehr Menschen in ihren Bann. Sie ging dabei, natürlich unter strenger Wahrung ihres katholischen Glaubens, recht schamanistisch vor. Sie spricht von wunderbaren Eingebungen und übersinnlicher Hilfe: Ein alter Herr schenkte ihr ein schönes, altes Kräuterbuch. Sie ist aber zu beschäftigt, um es sich richtig anzusehen. Sechs Monate verstreichen, doch dann eines Nachts gegen Mitternacht ist ihr, als würde sie sanft an den Schultern wachgerüttelt. Sie denkt an das Kräuterbuch, schlägt es auf und liest: »Wenn bei Glieder und Muskelschwund nichts mehr hilft, so nimm dieses: Hirtentäschel, klein geschnitten, zehn Tage mit Kornschnaps in Herdnähe oder der Sonne ausgesetzt, damit täglich eingerieben, innerlich vier Tassen Frauenmanteltee.« Sie schlägt das Buch zu und schläft fest ein. Ein paar Tage später ruft eine 52jährige Krankenschwester aus Wien an und bittet um Rat: Sie sei völlig hilflos durch Muskelschwund und könne ihrer Arbeit nicht mehr nachgehen. »Als ich ihr das obige Rezept angeraten hatte und sie nach drei Wochen gesund zu mir nach Grieskirchen kam, erfuhr ich, daß sie an diesem Tag, an dem ich gegen Mitternacht aus dem Schlaf geweckt wurde, eine Pilgerfahrt zur Muttergottes nach San Damiano in Italien gemacht hatte. Auf dem Rückweg im Autobus verwies sie ein Herr, der ihre Hilflosigkeit sah, an mich.« (*Treben 1980:22*)

Selbstverständlich sollte man die Kur nicht verallgemeinern. Es gibt keine Garantie, daß das Hirtentäschel, das sonst vor allem als blutstillendes Mittel in Betracht kommt, auch jeden, der an Muskelschwund leidet, heilen kann. Bei einer Krankheit spielen viele Faktoren – familiäre, karmische, umweltbedingte, altersbedingte – eine Rolle. Deswegen sammeln und bereiten Pflanzenschamanen ihre Heilmittel in der Regel für jeden Patienten individuell. Wo bei einem das Hirtentäschel hilft, hilft bei dem anderen vielleicht die Nachtkerze oder eine andere Pflanze. Zur Heilung ist ja nicht nur die Pflanze, sondern auch noch vieles andere notwendig. Erst durch das Zusammenkommen aller notwendigen Faktoren kann das gewünschte Resultat erzielt werden. *Yukti* nennen die ayurvedischen Heiler dieses günstige Zusammenspiel des richtigen Heilkrautes, der günstigen astrologischen Konstellation, des inspirierten Heilers und des aufrichtigen Wunsches, geheilt zu werden. Auch Maria Treben sagt, daß es nie das physische Kraut allein ist: »Wo es keinen Glauben an Gott und an die Kraft der Kräuter gibt, da gibt es nur sehr selten Heilung!«

Es war für Maria Treben selbstverständlich, daß die Schutzengel die Leidenden zu ihr führten oder daß die Heilpflanzen die Signatur gnadenreicher Übersinnlicher in sich tragen. Bei ihr erweckte »der rote Saft des würzigen Johanniskrautes den Eindruck, als ob ein Blutstropfen unseres Heilands in dem Farbstoff der goldgelben Blüten verborgen lebe.« Sogar Rundfunkwellen konnten ihr die Stimmen der Pflanzenengel offenbaren. Als sie über die hoffnungslose Situation einer Kranken nachdachte, stellte ihr Mann zufällig ein kleines Kofferradio hin, und sie vernahm die richtige Antwort in der Radiostimme: »Hier spricht der Hausarzt. Mit Kalmuswurzel wird jede Magen und Darmstörung geheilt ...« Warum auch nicht, Pflanzengeister sind frei und ungebunden und können sich überall manifestieren.

Wir sehen also, daß die Kräuterkunde Maria Trebens, die vielen Menschen geholfen hat, nicht mit den Maßstäben einer reduktionistisch naturwissenschaftlich orientierten Phytotherapie gemessen werden kann. Es ist eine Kräuterkunde, die metaphysische Parameter mit einbezieht. Sie verstand sich als Vermittlerin dieser übersinnlichen Kräfte: »Bei IHM suchen wir Hilfe und Trost, in schwerer Krankheit demütig und andächtig Kräuter aus seiner Apotheke.«

Edward Bach (1886-1916)

Der Entdecker der Blütenessenzen war alles andere als ein Dilettant. Als Arzt und Forscher war er mit der Arbeit im Labor ebenso vertraut wie mit der ärztlichen Praxis. Seine Nosoden-Therapie (Impfstoffe aus Darmbakterien) gehört bis heute zu den anerkannten Methoden der Medizin. Er hätte sein Lebtag ein gut situierter Mediziner bleiben können, wäre da nicht eine tiefgreifende, seelische Erschütterung über ihn hereingebrochen. Während des Ersten Weltkriegs hatte er ein Lazarett mit 400 Betten zu betreuen. Zu dieser Zeit starb seine Frau an Diphtherie. Zwei Monate später brach er, vollkommen überarbeitet, mit einem Blutsturz zusammen. Nach der sofortigen Operation stellte man ihm die düstere Prognose, er habe nur noch drei Monate zu leben. Er ignorierte diese Prognose und arbeitete weiter in seinem Labor. Doch diese traumatische Erfahrung stieß verschlossene Tore auf. Er sagte sich los von der materialistischen Schulmedizin, wurde Homöopath und präparierte von nun an seine Nosoden nach der Methode Samuel Hahnemanns. Aber dabei blieb es nicht. Seine Intuition sagte ihm, daß es möglich sei, die Nosoden durch Heilkräuter zu ersetzen. Wie aber die richtigen Pflanzen finden, wie sie präparieren und dosieren? Weder die Schulmedizin noch die Schriften Hahnemanns konnten ihm fortan den Weg weisen. Er war über sie hinausgewachsen.

1928 verließ Bach spontan seine Praxis und reiste dorthin, wo er schon als Junge Kraft und Inspiration geschöpft hatte, nach Wales, dem Land seiner Vorfahren. Er verband sich sozusagen mit dem »morphogenetischen Feld« seiner Ahnen, die ihm die richtigen Eingebungen zukommen ließen. Und an einem Gebirgsbach fand er dann auch die ersten seiner Heilblüten: die gelbe Gauklerblume (*Mimulus*) und das drüsige Springkraut (*Impatiens*). Diese Blüten spiegeln seine damalige Gemütsverfassung wider: einerseits die unterschwellige Angst vor den Konsequenzen seiner Entscheidung, gesicherte Bahnen zu verlassen, und an derseits seinen ungeduldigen Wunsch, neue Wege zu gehen.

Zwei Jahre später, Anfang Mai – zu der Jahreszeit, in der seine walisischen Vorfahren einst Beltaine, die Hochzeit der Sonne und der Blütengöttin mit Freudenfeuern feierten – schloß er Praxis und Labor, verbrannte im eigenen »Freudenfeuer« sämtliche Vorträge und Aufsätze über seine bisherigen Forschungen und brach abermals ins Land seiner Ahnen auf, um weitere Heilpflanzen zu finden. Er durchwanderte Wales, stimmte sich auf die Pflanzen ein und studierte gleichzeitig systematisch ihre botanischen Eigenschaften. Nach und nach enthüllten ihm die Pflanzendevas ihre Geheimnisse.

Nachdem Edward Bach neunzehn Heilmittel entdeckt hatte, ließ er sich nieder, um sich der wachsenden Zahl der Hilfesuchenden zu widmen. Aber es war ihm nicht vergönnt, ein einfaches Leben als Landarzt zu führen. Zu weit hatte er die Tore zu übersinnlichen Bereichen aufgestoßen. Er war zum Vermittlungskanal der Pflanzendevas geworden, und diese drängten ihn zu weiteren Offenbarungen.

Zu dieser Zeit wurde Bach zunehmend feinfühliger. Er brauchte eine

Pflanze nur zu berühren, um ihr Heilpotential zu spüren. Oft spürte er am eigenen Leib die Schmerzen, die seine Patienten plagten, und das manchmal schon Stunden, bevor sie das Ordinationszimmer betraten. Schließlich wandte er sich, ganz in der Tradition der Druiden, den Bäumen zu. Er las, wie er selbst sagt, ihre »Gedanken« und entdeckte dabei neunzehn weitere Heilessenzen. (*Bach 1988:44*) Er kam zu der Erkenntnis, daß Pflanzen heilen, indem sie uns unserer innewohnenden Göttlichkeit näherbringen.

Im August 1935 - das ist die Zeit um Mariä Himmelfahrt, wenn traditionellerweise die Kräuterbüschel fertiggestellt und geweiht werden – hatte er alle seine 38 Heilmittel beisammen. Zu dieser Zeit schreibt er: »Durch die Gnade Gottes ist offenbart worden, daß es Ihm gefallen hat, allen, die leiden, eine Heilung ihrer Drangsal zu geben. Diese Heilungen sind in gewissen Heilpflanzen, -blumen und -bäumen der Natur zu finden. Darüber hinaus hat es Ihm gefallen, diese Heilmittel den Menschen direkt zu geben, denn sie sind so einfach, daß die Menschen ihre eigene Medizin selbst finden und zubereiten und sich damit selbst oder gegenseitig in ihrer Not heilen können.« (*Bach 1988:54*)

Bach nahm keine Honorare, »da wir nur die Kräuter benutzen, die uns die göttliche Vorsehung geschenkt hat, und da die Kunst des Heilens zu heilig ist, um kommerzialisiert zu werden.« Das war der Hauptgrund dafür, daß die Ärztekammer ihm seine Approbation zu entziehen drohte. Vor allem wollte er den Menschen beibringen, wie sie sich ihre eigenen Heilmittel zubereiten können. Aber dafür blieb ihm nicht viel Zeit. Im folgenden Herbst verließen ihn die Kräfte. Im November – im keltischen Kalender die Zeit des Totengottes, der die Pflanzengöttin raubt – starb Bach friedlich im Schlaf. Den Pflanzendevas ihre Geheimnisse abzuringen ist eben eine Anstrengung, die den Menschen an die Grenze seiner Kräfte bringt. Bach hatte sich vollkommen verausgabt.

Andere Pflanzenschamanen sind vorsichtiger, sie haushalten besser mit ihren Energien. Sie achten auf ihren Körper und vernachlässigen ihn nicht, während sie in jenseitige Bereiche reisen. Sie wissen, wie wertvoll der Körper als Träger des Geistes in diesem Leben ist.

Die Unkonventionalität der Pflanzenschamanen

Wer von den Pflanzendevas berührt wird, ist anschließend nicht mehr derselbe Mensch, der er vorher war. Die Begegnung hat ihn geprägt. Er wurde, ganz wie die kräuterkundigen Midewiwin-Heiler, getötet und mit neuen Kräften wiedergeboren. Er ist wahrlich ein Bürger beider Welten geworden.

Auch wenn er sich Mühe gibt, »normal« zu erscheinen, fällt er dennoch, was sein Aussehen, seine Kleidung, seinen Wohnort und seine Lebensgewohnheiten betrifft, als eigentümlich und unkonventionell auf. Das ist aber keine Masche, kein cleverer Stil, den er annimmt, um seinen »Marktwert« zu erhöhen. Er verhält sich so, weil er nicht anders kann, weil es ihm die Geister so auferlegt haben, weil er sonst entweder die Verbindung zu den Inspirationen der Devas oder die Gesundheit seines Körpers verlieren könnte. Er lebt nach Gesetzen, die nur er kennt und die Außenstehenden als recht willkürlich, wenn nicht gar kauzig vorkommen.

Oft leben solche Menschen an seltsamen, verlassenen Orten, in verfallenen Bauernhäusern - womöglich ohne Strom-, in alten Mühlen oder in einsamen Gegenden, weit vom Dorf entfernt. Diese Orte, die für andere quälende Einsamkeit und Langeweile bedeuten würden, erlauben es ihnen, sich fein auf die Geister einzustimmen, Eingebungen zu empfangen, tief zu meditieren. Moderne Bauten aus Zement und Glas meiden sie meistens, weil diese die Schwingungen der Umwelt blockieren.

Anderseits gibt es aber auch den »Stadtindianer«, der mitten in der Großstadt mit den Pflanzengeistern kommuniziert. Wenn er den Boulevard entlang geht, bleiben seine Augen weniger an den tollen Schaufensterauslagen oder den teuren Autos hängen. Auch die anderen Passanten in ihren feschen Kleidern interessieren ihn wenig. Seine Aufmerksamkeit gilt dem Wegerich, der in einem Spalt auf dem asphaltierten Gehweg wächst, dem rötlichen Ruprechtskraut in der Mauerritze, dem Moos auf einem Stein, den vielen Wildkräutern am Bahndamm oder auf der unbebauten Parzelle. Wie ein Schmetterling flattert sein Geist von einem Kräutlein zum anderen. Sie alle erzählen ihm interessante Geschichten, alle sind Heilkräuter, die sich anbieten, wenn Heilung gefragt ist. Gelegentlich kommt ein bunter Falter, ein Vogel oder eine Schwebfliege und bringt ihm eine Botschaft. Er hat gar kein Verlangen, »hinaus aufs Land« zu ziehen, denn mitten in der City ist er noch in der Natur.

Fast immer kleiden sich diese Menschen in unkonventioneller Weise. Oft nähen und stricken sie ihre eigene Bekleidung. Meistens sind es reine Naturstoffe, grobe Wolle, Baumwolle, Seide und gelegentlich sogar Brennessel- oder Hanfstoffe, die sie tragen. Naturstoffe resonieren mit der Umwelt, sie blockieren die Vibrationen der Tiere, Pflanzen und der Geister nicht so sehr wie Kunstfasern. Manche kleiden sich als Ausdruck ihrer bunten Innenwelt in farbenfrohe Seide und Brokat, so daß sie aussehen wie Paradisvögel oder exotische Schmetterlinge. Andere wiederum sind dermaßen abgehoben, daß sie kaum merken, was sie anhaben. Manchmal sind es praktisch Lumpen. Hauptsache, sie sind gemütlich, damit die Meditation ungehindert »fließen« kann.

Manche würden, wenn das Wetter und die Gesetze es erlaubten, gar nichts anziehen und in »heiliger Nacktheit« durch die Natur gehen, einer Nacktheit, die keine Barrieren zwischen dem eigenen Körper und den Schwingungen der Umwelt duldet. In Indien gibt es noch solche Naga-

Babas. Als man die im Dschungel, unter freiem Himmel lebende heilige Mahadeviyakka fragte, warum sie ihre Blöße mit nichts, außer ihren langen Haaren, bedecke, antwortete sie: »Wenn die Frucht voll ausgereift ist, fällt die äußere Schale ab.«

Viele dieser schamanistisch begabten Menschen kleiden sich, um ihre Verbundenheit mit der umliegenden Natur und der Tradition des Stammes zu bekunden, in altertümliche Tracht. Maria Treben zum Beispiel trug das Dirndl, die Tracht der Frauen im bayrisch-österreichischen Raum, wie ein Schamane seine symbolträchtige Schamanenkleidung. Für den Artikel im Stern ließ sie sich in feinster Tracht, sogar mit Goldhaube fotografieren. Goldhauben, glitzernde, mit Edelsteinen besetzte Kappen, Spitzhüte mit Sonne, Mond und Sternen, Kopfbedeckungen mit Hörnern und Federkronen sind und waren schon immer Attribute schamanistischer Heiler und Zauberer. Sie sind Ausdruck der strahlenden Aura oder – wie die Inder sagen würden – des Erwachens der höheren Chakren. Auch der »Doktorhut« war einst eine solche magische Kopfbedeckung.

Mein Nachbar, ein alter Bergbauer, der nie auf der Straße geht, sondern immer feldquerein, der immer genau weiß, wo sich gerade die Hirsche aufhalten und welche Heilpflanze wo blüht, trägt alte abgewetzte Berglerkluft und dazu einen grünen Hut, den er mit Federn, Gamsbart, frischen Blumen und Schnitzereien besteckt. Dieser Hut ist ein Zauberhut. Er ist seine Antenne, die ihn mit den Waldgeistern und Tieren verbindet. Hätte er diesen Hut nicht, müßte er sich Haare und Bart lang wachsen lassen.

Viele Pflanzenschamanen lassen ihre Haare lang. Es kommt nicht von ungefähr, daß viele Botaniker noch immer gern Bärte und längere Haare tragen, ohne zu wissen warum. Für die Schamanen sind die Haare »Antennen, mit denen man die feinsten Schwingungen wahrnimmt«. Es heißt, die Kopfhaare nehmen die Regungen der höheren lichten Regionen auf, die Barthaare dagegen vor allem die aus den tiefen, dunklen unterirdischen Bereichen. Aus diesem Grund tragen die Wurzelgnome und Heinzelmännchen immer volle Rauschebärte. Auch Donar/Thor, der sich mit den chthonischen Reptilien, dem Lindwurm auseinandersetzt, ist vollbärtig. Die Engel dagegen, wie auch die New-Ager, die nichts mit »dunklen Vibrationen« zu tun haben wollen, tragen nur die Kopfhaare lang.

In der Tat absorbieren Haare sämtliche Gerüche und Düfte, so daß sich die Frau, die an ihrem langen Zopf riecht, oder der Mann, der in seinen Bart hineinschnuppert, die Pflanze, mit der sie oder er es zu tun hatte, noch lange vor das geistige Auge zaubern kann.

Haare nehmen Schwingungen, die Botschaften der Umgebung in Form von unter- und oberschwelligen Düften auf. Aus diesem Grund ist es auch verständlich, daß die meisten Pflanzenschamanen Parfüm, Puder, Seifen mit starken künstlichen Düften und Sprays meiden. Diese würden die Botschaften blockieren oder verfälschen. Wie wir gesehen haben, ist die Nase eines der wichtigsten Werkzeuge des Schamanen. Mit ihr erschnuppert er den Krankheitsherd oder die Eigenschaft einer Heilpflanze. Er kann es sich nicht erlauben, diesen feinen Sinn abstumpfen zu lassen.

Pflanzenschamanen scheinen sehr religiös zu sein, und dennoch halten sie sich oft von Kirchen, Tempeln, Moscheen oder Synagogen fern. Sie reden wunderliches Zeug von Gott, den Engeln, Geistern, Totengeistern, Elfen und Wichteln, aber mit Theologie hat das meist wenig zu tun. Weil sie direkt mit den Übersinnlichen verkehren, brauchen sie die vermittelnde Rolle des Priesters nicht. Sie brauchen auch keine konventionellen Rituale. Sie machen ihre eigenen Rituale und Zeremonien, nicht nach einem abstrakten, erlernten Katechismus, sondern auf unmittelbare Anweisung der Devas. »Nicht du erfindest die Rituale, mit denen du die Pflanzengeister ansprichst, sondern sie selbst geben dir ein, wie du mit ihnen verkehren sollst«, erklärte mir mein guter Freund Tallbull, der Botschafter des Stammes der Tsistsistas (Cheyenne).

Das soll jedoch nicht heißen, daß die Schamanen Feinde der etablierten Religionen sind. Ganz im Gegenteil. Wie die beiden Kräuterpfarrer, Kneipp und Künzle, Maria Treben und die Pilzschamanin Maria Sabina sind sie oft sehr fromm. Aber ihre Frömmigkeit geht weit über die konventionelle Frömmigkeit hinaus, sie kommt mehr aus dem Wissen als aus dem Glauben. Schon immer mußten diese »Wissenden« sich hüten, nicht als Hexen verleumdet zu werden. Und da sie wirklich mit den Geistern umzugehen wissen und die Kräfte der Pflanzen kennen, kommt es oft vor, daß die Leute sie fürchten. Denn wie kann man sicher sein, daß sie ihre Kräfte nicht auch einsetzen, um Schaden zu zaubern oder zu töten? Das kommt bei echten Pflanzenschamanen jedoch selten vor. Sie wissen, daß alles, was man tut, auf einen zurückkommt. Es ist vor allem die Liebe zur Natur und zu den Geschöpfen, die sie in ihrem Tun leitet.

Trank und Nahrung

Auch was Essen und Trinken betrifft, geben sich Pflanzen schamanen eher unkonventionell. Manche indischen Sadhus ernähren sich fast ausschließlich von den Wurzeln, Samen, Blättern und Früchten wildwachsender Pflanzen. Sie behaupten, daß sie dadurch die Kraft erhalten, göttliche Visionen (*Darshana*) zu empfangen. Eine mir persönlich bekannte Frau aus Rajastan, deren Ehe kinderlos geblieben war, suchte ihrem Mann eine andere Gattin und »warf ihr Leben weg«, gab es ganz der Göttin anheim, indem sie in den Dschungel ging und nur noch von Blättern und Wurzeln lebte. Nach einigen Jahren erschien ihr die Göttin in großartiger Vision, und die einfachen Dorfbewohner, die ihr begegneten, sahen die Göttin (Durga) aus ihren Augen schauen. Sie bekam immer mehr Zulauf von Leuten, die ihren Segen empfangen wollten. Man baute ihr einen Ashram und fütterte sie dermaßen (aber nur mit rituell reinem Essen), daß sie nun zu einem Koloß von 200 Kilo wurde. Aber die Göttin strahlt noch immer aus ihren Augen.

Wildpflanzen geben uns in der Tat viel Kraft, sie geben uns die Energie, geistige Bilder zu schauen und mit den Übersinnlichen zu kommunizieren.

Jede Pflanzenart benutzt die einströmenden kosmischen Impulse auf ihre besondere Art und Weise. Indem wir eine Pflanze als Nahrung zu uns nehmen, nehmen auch wir die in ihr enthaltenen kosmischen Energien auf. Die wenigen verbliebenen Naturvölker ernähren sich, ebenso wie es unsere paleolithischen Vorfahren taten, von einem vielfältigen Wildpflanzenangebot. Neueren ethnobotanischen Untersuchungen zufolge werden bei Stammesvölkern, etwa bei den Kung-Buschleuten oder den Schoschonen, zwischen 300 und 2000 verschiedene Arten gesammelt und gegessen. Dadurch nehmen diese Menschen ein weites Spektrum differenzierter Energien, Botschaften aus dem Kosmos, auf. Der moderne Zivilisationsmensch ernährt sich dagegen von durchschnittlich zwanzig verschiedenen Pflanzenarten. (Man achte mal auf den eigenen Speisezettel. Was gibt es da außer Kartoffeln, Getreide, Hülsenfrüchten und den üblichen fad schmeckenden Gemüsesorten?) Im selben Maße, in dem sich die Auswahl an Nahrungsmitteln verringert oder auf überzüchtete, genetisch manipulierte Kultursorten reduziert, vermindert sich auch die Zufuhr fein differenzierter spiritueller Energien. Um ihre geistige Kraft und körperliche Gesundheit zu steigern, nehmen die Schamanen und Medizinleute also zusätzlich Wildpflanzen in ihre Diät.

Der Tsistsistas-Pflanzenschamane erzählte mir folgendes: Jede Pflanze hat, ebenso wie der Mensch, vier »Seelen«. Die aufgedunsenen

Gewächse jedoch, die auf den Feldern der weißen Farmer wachsen, haben nur drei, manchmal auch nur zwei »Seelen«. Solche geschwächten Ackerfrüchte, die nur mit Hilfe von Kunstdünger und Insektengiften am Leben bleiben, können nicht alle vier »Seelen« des Menschen ernähren. Derjenige, der sie zur ständigen Diät macht, stumpft unweigerlich ab. Er funktioniert zwar noch, aber seine feinen geistigen Sinne verkümmern. Deshalb – so der Indianer – haben die Weißen keine Visionen; weder die Sprache der Tiere noch die der Geister verstehen sie.

Aber auch wir, die wir mitten im Getriebe der technomanischen Wohlstandsgesellschaft leben, brauchen uns nicht auf das Supermarktangebot zu beschränken. Neben dem Gemüse bietet unser Biogarten eine große Palette unverdorbener eßbarer Gewächse, die meist als »Unkraut« diffamiert werden. Wegerich, Brennessel, Käsemalven, Vogelmire, junge Löwenzahnrosetten, Sauerampfer, Gänseblümchen sind nur einige von vielen, die sich gut als Gemüse, Suppen oder kräftige Salate zubereiten lassen. Und das Nahrungsangebot geht weit über den Zaun des Gartens hinaus, so daß auch wir ein weites Spektrum kosmischer Kräfte in uns aufnehmen können.

Eine Diät aus einheimischen Wildkräutern schenkt nicht nur Gesundheit, sondern bringt uns in Einklang mit den natürlichen Rhythmen des Jahres. Die zur rechten Jahreszeit gesammelten Wildpflanzen ermöglichen das Einstimmen auf die naheliegende Umwelt. Das Hinausgehen, Suchen und Sammeln, das liebevolle Kochen und genußvolle Verspeisen kann die Grundlage bilden, die uns zur liebevollen Zwiesprache mit der uns umgebenden Natur befähigt. Beim Hamburger-Rindfleisch aus Südamerika und dem pappig weichen Brötchen, dessen Mehl Gott weiß woher stammt, ist das weniger möglich.

Einige Richtlinien

Ißt der Mensch, was in seiner unmittelbaren natürlichen Umgebung wächst, wird es ihm leichter fallen, mit den Naturgeistern zu kommunizieren. Der Gärtner, der sich von den Früchten seines eigenen Gartens ernährt, braucht keine Bücher, Regeln oder Anweisungen des Landwirtschaftsamts. Er wird das Richtige zur richtigen Zeit tun, denn die im Garten lebenden Heinzelmännchen werden es ihm beibringen.

Orientiert man sich an den traditionellen Ernährungsgewohnheiten der Vorfahren, kommt man leichter mit dem morphogenetischen Feld der Ahnen in Verbindung. Man empfängt die Hilfe der Ahnengeister in Form von »Ahnungen«. Die Amerikaner sind verärgert, daß die Japaner nicht den billigen Reis aus Kalifornien importieren, sondern nur ihren eigenen, teuren, hochsubventionierten Reis essen wollen. Die Japaner sind eben Ahnenverehrer, die sich über den täglichen Reis auf ihre verstorbenen Vorfahren einstimmen. Nichts anderes rät der amerikanische Naturarzt D. C. Jarvis seinen Landsleuten in Neuengland: »Wenn ihr weiterhin mit eurem altenglischen Ethos verbunden bleiben wollt, eßt viel Haferbrei und Heringe.« (*Jarvis 1958*)

Wer hauptsächlich Import- und Kolonialwaren ißt, erweitert sein Bewußtsein horizontal. Er entwickelt weltmännische Weitsicht, aber wenig mystische Tiefe. Bei Handels- und Kolonialvölkern wie den Briten oder Niederländern kommt das als Weltoffenheit und Humanismus zum Ausdruck.

Beschränkt man sich auf die Grundnahrungsmittel, besonders auf Getreide und Brot als »Stab des Lebens«, verspürt man – gemäß der modernen makrobiotischen Lehre – einen zentrierenden Einfluß auf die Persönlichkeit. Ißt man dagegen unausgewogen oder einseitig, fördert das den Hang zu Schrulligkeit und Ausgefallenheit.

Viele Pflanzenschamanen sind Vegetarier, weil eine pflanzliche Diät das Einstimmen auf die vegetative Ebene erleichtert. Andere, etwa die Schamanen der Indianer, essen gern Fleisch. Sie essen es im Bewußtsein der Dankbarkeit. »Heute esse ich dich, ein anderes Mal darfst du mich essen«, sagen sie dem Tierwesen. Ansonsten erschwert Fleisch allzuhohe geistige Ausflüge und dämpft die Schwärmerei.

Wir können also sagen, daß es keine festen Regeln gibt, was die Diät des Pflanzenschamanen betrifft. Er weiß, daß alles, was er zu sich nimmt, Einfluß auf sein Bewußtsein und seine Körperverfassung hat. Also handhabt er diese Dinge, wie er es für nötig hält. Über Speis und Trank und alles, was er sonst noch durch die Leibespforten und die Sinne einläßt, stimmt er seine Schwingungen jeden Tag so ein, wie er sie braucht.

Magische Kräutersammelregeln

Vor jedem Sammelausflug verbindet sich der Pflanzenschamane erneut mit seiner ursprünglichen Vision. Da ich dieses Thema anderswo ausführlich behandelt habe, werde ich es hier nur kurz skizzieren. (*Storl 1997*) Für den nordamerikanischen Indianer kann das bedeuten, daß er ein Schwitzbad nimmt und seine Medizinlieder singt. Für die europäische Kräuterfrau besteht die Vorbereitung im auf richtigen Gebet und im Beachten von Zeichen und Träumen. Vielerorts, etwa in Ost- und Südasien, bereitet sich der Pflanzenkundige durch Askese auf die Begegnung mit den Pflanzendevas vor – durch längeres Fasten oder wenigstens Verzicht auf Fleisch, durch anhaltendes Wachbleiben oder auch durch sexuelle Enthaltsamkeit.

Oft, aber nicht immer, spielen auch psychotrope Pflanzen eine Rolle bei der Einstimmung auf die übersinnliche Ebene, auf der die Begegnung mit dem Pflanzengeist oder den helfenden Elementarwesen möglich ist. Bei den Amazonasindianern ist es Yahe (Ayahuasca), in Mittelamerika sind es oft Pilze, in Afrika der Iboga-Strauch, in Südasien und anderswo kann es Cannabis sein. Manchmal werden diese Hilfsmittel nur während der Schulung neuer Schamanen genutzt, um dem Neophyten eine neue Sicht der Wirklichkeit zu vermitteln. Später, wenn er die Wege ins Geisterland kennt, kann sich der Schamane auch ohne die Hilfe dieser Zauberpflanzen in die jeweiligen Bereiche begeben.

Hier nun einige uralte Regeln, die beim Sammeln wichtiger Pflanzen beachtet werden. Jeder Kulturkreis, außer unserer heutigen Zivilisation, kennt ähnliche Regeln. Sie sind universal und enthalten ähnliche strukturelle Motive, die den Schluß zulassen, daß es sich dabei um Überlieferungen handelt, die sich bis in die Steinzeit zurückverfolgen lassen. Es sind magische Techniken, die dazu führen, daß der Kontakt mit dem Pflanzengeist hergestellt und der Segen dieses übersinnlichen Wesens erlangt wird. Die Indianer haben diese Techniken vor Zehntausenden von Jahren mit in die Neue Welt gebracht.

1. Überall auf der Welt sucht man sich den richtigen Zeitpunkt aus, um zu den Pflanzen zu gehen. Meistens ist es vor Sonnenaufgang, vor allem bei Neumond. Manchmal wird der Zeitpunkt durch Sterne (wie Sirius oder Aldebaran) bestimmt, die gerade über den Horizont steigen.
2. Man geht »wie ein neugeborenes Kind«, splitternackt, ungewaschen (oder wenigstens barfuß), ohne etwas gegessen zu haben, ohne Ge danken im Kopf. Man darf von niemandem gesehen werden und niemanden grüßen. Anderswo badet man oder reibt sich mit Erde oder Asche ein, bevor man zu der Pflanze geht. Man tut das, um die Verunreinigungen, die sich im täglichen Leben ansammeln, abzustreifen, um wieder rein und unschuldig zu werden.

3. Der Pflanzenschamane geht die Pflanze von Westen heran, mit dem Gesicht nach Osten, der aufgehenden Sonne zugewandt. Das ist die Richtung des aufsteigenden Lichts und Lebens. Zauberpflanzen, wie etwa die Alraune, oder Giftgewächse, die dem Feind Tod und Verderben bringen sollen, wurden dagegen meist vom Osten her angegangen, mit dem Gesicht in Richtung der untergehenden Sonne.
4. Man opfert der Pflanze etwas Wertvolles, Symbolträchtiges, bevor man sie nimmt. Im indogermanisch-sibirischen Raum war es Milch, Honig oder Bier, in Südasien Reis oder Palmwein, in der Neuen Welt waren es Tabak und Maismehl. Oft wird Blut – in Westafrika Hühnerblut – oder Semen vorgeschrieben. Manchmal wird der Pflanze eine Kupfer-, Silber- oder Goldmünze zugesteckt.
5. Die Pflanze wird rituell in den Mittelpunkt gestellt, in dem man sie *rechtsläufig* (mit der Sonne) umwandelt oder mit einem Stab umschreibt. Zugleich wird sie mit einem Quadrat umgeben, welches die Kräfte der vier Hauptrichtungen ins Bewußtsein ruft. Christliche Kräutersammler assoziieren die Heilpflanze mit dem Kreuz Christi, das die Mitte des Universums ausmacht. Sie erinnern die Pflanze daran, daß sie aus dem Schweiß oder Blut des Heilands entsprungen ist.
6. Die Pflanze wird nun im Zauberton besprochen oder besungen. Man lobt sie und ihre göttlichen Kräfte, erinnert sie an das Versprechen, das sie den Menschen in Urzeiten gemacht hat. Man teilt ihr mit, warum man gekommen ist und wozu man sie nutzen will.
7. Nachdem dieser Kontakt mit dem Pflanzenwesen hergestellt ist, kann man die Pflanze ernten. Dafür darf man aber kein Eisen oder anderes Metall, es sei denn Kupfer oder Gold, benutzen. Sie wird nach uralter Gepflogenheit mit Hirschgeweih, Bärenkrallen oder Wildschweinhauern (das sind alles Tiere, die der Großen Göttin geweiht waren) oder mit Feuersteinklingen geschnitten oder ausgegraben.

Ihr Pflanzen, Behälter des Lichts, entstanden drei Zeitalter vor den Göttern, ehren will ich euch Vielfarbige, euch mit den siebenhundert Eigenschaften. (*Rig-Veda X,97,1*)

Literatur

- Alexander, M./Zoubek E.: *Moderne Naturmedizin.* Düsseldorf, Wien. Econ, 1986
- Attenborough, David: *The Private Life of Plants.* London. BBC Books, 1995
- Bach, Edward: *Gesammelte Werke.* Grafing. Aquamarin, 1988
- Bächtold-Stäubli, Hanns: *Handwörterbuch des deutschen Aberglaubens 1-X.* Berlin. Walter de Gruyter, 1987.
- Bankhofer, Hademar: *Die großen Naturheiler.* Frankfurt a. M., Berlin, Wien. Ullstein, 1982
- Blech: »*Fundgrube Regenwald*«, Wochenzeitschrift Stern, Hamburg, Januar 1996
- Brown, Frank: »Hypothesis of Environmental Timing of the Clock« in *The Biological Clock.* New York. Academic Press, 1970
- Davis, Wade: *The Serpent and the Rainbow.* New York. Warner Books, 1985
- Erichsen-Brown, Charlotte: *Medical and other Uses of North American Plants.* New York. Dover, 1989
- Fairechild, Diana: *Gesünder Fliegen.* Frankfurt a. M. Zweitausendeins, 1993
- Foster, S./Duke, J. A.: A *Field Guide to Medicinal Plants.* Boston, New York. Houghton Mifflin Co, 1990
- Golowin, Sergius: *Paracelsus.* München. Goldmann, 1993
- Griggs, Barbara: *Green Pharmacy.* New York. Viking Press, 1982
- Grinspoon, L./Bakalar,James B.: *Marihuana: Die verbotene Medizin.* Frankfurt a. M. Zweitausendeins, 1994
- Grohmann, Gerbert: *Die Pflanze als Lichtsinnesorgan der Erde.* Stuttgart. Freies Geistesleben, 1962
- Grossinger, Richard: *Wege des Heilens.* München. Kösel, 1982
- Harley, Georg W: *Native African Medicine.* Cambridge, Mass. Harvard University Press, 1941

- Heller, Gerhard: »Tiergeister als Heilgehilfen nepalesischer Schamanen« in *Naturverehrung und Heilkunst* (Ch. Rätsch, Hrsg.) Südergellersen. Bruno Martin, 1973
- Henglein, Martin: *Die heilende Kraft der Wohlgerüche und Essenzen.* Zürich. Oesch, 1989
- Hensel, Wolfgang: *Pflanzen in Aktion.* Heidelberg/Berlin/Oxford. Spektrum, 1993
- Hoffmann, David: *Das Ganzheitliche Kräuterheilbuch.* Basel. Sphinx, 1985
- Höfler, Max: *Volksmedizinische Botanik der Germanen.* Berlin. VWB, 1990
- Huxley, Anthony: *Plant and Planet.* London. Allen Lane, 1974
- Johnston, Basil: *Und Manitu erschuf die Welt.* München. Eugen Diederichs, 1992
- Kaiser, Josef H.: *Das große Kneippbuch.* München. Ehrenwirth, 1996
- Kalweit, Holger: *Urheiler, Medizinleute und Schamanen.* München. Kösel, 1987
- Kindscher, Kelly: *Medical Wild Plants of the Prairie.* Lawrence, Kansas. University Press of Kansas, 1992
- Köster-Lösche, Kari: *Die großen Seuchen.* Frankfurt a. M., Leipzig. Insel, 1995
- Künzle, Johann: *Das große Kräuterheilbuch.* Olten. Otto Walter, 1982
- Lad, Vasant/Frawley, David: *Die Ayurveda Pflanzenheilkunde.* Durach. Windpferd, 1988
- Ludwig, Otto: *Der Thüringer Kräutergarten.* Rudolstadt. Hain, 1995
- Maybey, Richard (Hrsg.): *Das neue BLV Buch der Kräuter.* München. BLV, 1993
- Marzell, Heinrich: *Wörterbuch der deutschen Pflanzennamen.* Leipzig. S. Hirzel, 1972
- McKenna, Terence: *Food of the Gods.* New York. Bantarn Books, 1992
- Messegue, Maurice: *C'est la nature qui a raison.* Paris. Opera Mundi, 1972

- Meyer-Camberg, Ernst: *Das praktische Lexikon der Naturheilkunde.* München. Goldmann, 1990
- Münzing-Ruef, Ingeborg: *So stärken Sie Ihr Immunsystem.* München. Heyne, 1987
- Orth, Gerhard: *Unheilbare Krankheiten.* Ritterhude. Waldthausen, 1996
- Osho (Acharya Rajneesh): *Life's Mysteries.* New Delhi. Penguin Books, 1995
- Pelikan, Wilhelm: *Heilpflanzenkunde II.* Dornach. Philosophisch-Anthroposophischer Verlag, 1977
- Pelletier, Kenneth H.: *Die Neue Medizin.* Frankfurt a. M. Fischer, 1988
- Pelt, Jean-Marie: *Pflanzenmedizin.* München. Knaur, 1983
- Pörksen, Gunhild (Hrsg.): *Paracelsus: Vom eigenen Vermögen der Natur-Frühe Schriften zur Heilmittellehre.* Frankfurt a. M. Fischer, 1989
- Rätsch, Christian: *Lexikon der Zauberpflanzen.* Graz. ADEVA, 1988
  – *Urbock.* Aarau. AT-Verlag, 1996
- Schad, Wolfgang: »Der goetheanistische Forschungsansatz und seine Anwendung auf die ökologische Problematik des Waldsterbens.« *In Waldsterben – Aufforderung zu einem erweiterten Naturverständnis.* Stuttgart. Freies Geistesleben, 1987
- Schauenberg P./Paris, F.: BLV *Bestimmungsbuch: Heilpflanzen.* München. BLV, 1970
- Scheffer, M./Storl, W. D.: *Die Seelenpflanzen des Edward Bach.* Bielefeld. AURUM in J. Kamphausen Verlag & Distribution GmbH, 2012
- Scheler, Max: *Die Stellung des Menschen im Kosmos.* Darmstadt. Otto Reichel, 1935
- Schenk A./Kalweit H.: *Heilung des Wissens.* München. Goldmann, 1987
- Schmidt, Gerhard: *Dynamische Ernährungslehre.* Kronbühl, St. Gallen. Proteus, 1981
- Schneebeli-Graf, Ruth: *Nutz- und Heilpflanzen Chinas.* Frankfurt a. M. Umschau Verlag Breidenstein, 1992

- Storl, Wolf-Dieter: »*Der Druide*« *in Wie die alten Götter weiterleben* (Hrsg. Willi Dommer). Freiburg i. Br. Hermann Bauer, 1990
  – *Der Garten als Mikrokosmos.* München. Knaur, 1992
  – *Von Heilkräutern und Pflanzengottheiten.* Braunschweig. Aurum, 1993
  – »An Ethnobotanical Portrait of the Indian Pennywort« in *Jahrbuch für Ethnomedizin und Bewußtseinsforschung.* 3/94. (Hrsg. Ch. Rätsch). Berlin. Verlag für Wissenschaft und Bildung, 1995
  – *Heilkräuter und Zauberpflanzen zwischen Haustür und Gartentor.* Aarau. AT-Verlag, 1996
  – *Pflanzendevas.* Aarau. AT-Verlag, 1997
- Steiner, Rudolf: *Geisteswissenschaft und Medizin.* Dornach. Rudolf Steiner Nachlaßverwaltung, 1961
- Svoboda, Robert: Ayurveda: *Life, Health and Longevity.* New Delhi. Penguin, 1993
- Tompkins, P./Bird, C.: *Das geheime Leben der Pflanzen.* Frankfurt a. M. Fischer, 1988
- Treben, Maria: *Gesundheit aus der Apotheke Gottes.* Steyr. Wilhelm Ennsthaler, 1980
  – *Aus meiner Hausapotheke.* München. Wilhelm Heyne, 1988
- Vogel, Virgil: *American Indian Medicine.* Norman. University of Oklahoma Press, 1982
- Weil, Andrew: *Heilung und Selbstheilung.* Weinheim und Basel. Beltz, 1988
  – *Spontanheilung.* München. C. Bertelsmann, 1995
- Weiner, Michael A.: *Indianermedizin.* München. Heyne, 1988
- Weiß, Rudolf Fritz: *Lehrbuch der Phytotherapie.* Stuttgart. Hippokrates, 1991